Pocket Atlas of Acupuncture and Trigger Points

Hans-Ulrich Hecker, MD
Private Practice
Kiel, Germany

Angelika Steveling, MD
Private Practice
Essen, Germany

Elmar T. Peuker, MD
Private Practice
Münster, Germany

Kay Liebchen, MD
Private Practice
Borgwedel, Germany

With contributions by
Michael Hammes, Stefan Kopp, Gustav Peters,
Beate Strittmatter

Copyright © 2018 of the original English edition by Georg Thieme Verlag KG, Stuttgart, Germany.
Original title: Pocket Atlas of Acupuncture and Trigger Points
by Hans-Ulrich Hecker / Angelika Steveling / Elmar T. Peuker / Kay Liebchen

Illustrator: Rüdiger Bremert, Munich, Germany;
Helmut Holtermann, Dannenberg, Germany;
Martin Wunderlich, Kiel, Germany

重要な注意事項

あらゆる科学と同様、医学は絶えず進歩しています。医学の知見、特に治療法や薬物療法に関する知見は、研究と臨床により広がっています。本書で述べる用量や使用法は、本書の完成時の医学的知見に適合していることを著者・編集者・出版社が仔細に確認しており、読者に信頼していただけるものです。

ただし、用量や使用法の情報は、出版社が保証するものではありません。薬を使用する場合は、添付文書を注意深く調べ、必要があれば専門家に相談し助言を受け、そこで推奨された処方や注意された禁忌と、本書の内容に相違がないかを確認してください。特に広く使われていない薬や新薬については、このような確認が重要です。用量や使用法については使用者の責任となります。

本書では登録商標マーク(®)を特に明示していませんが、これは商標が保護されていないということではありません。

本書は細部まで著作権が保護されています。著作権法の定める範囲を超えた本書の利用は、出版社の同意がない限り、禁止されており違法です。特に、複写、翻訳、マイクロフィルム化、電子機器によるデータの取込み・加工などが該当します。

ポケットアトラス鍼療法

―経穴、耳穴、トリガーポイント完全収録―

監修

兵頭 明

著者

ハンス‐ウルリッヒ・ヘッカー

アンゲリカ・シュテフェリング

エルマー・T・ポイカー

カイ・リープヘン

協力

ミヒャエル・ハメス、シュテファン・コップ、

グスタノ・ペータース、ベアーテ・シュトリットマター

翻訳

東出 顕子

ガイアブックスは
地球の自然環境を守ると同時に
心と身体の自然を保つべく
"ナチュラルライフ"を提唱していきます。

監修者序文

　世界保健機関（WHO）は、2018年6月18日に国際疾病分類の第11回改訂版（ICD-11）を公表いたしました。100年以上の歴史をもつICD（国際疾病分類）の中に、ついに伝統医学が入ることになったのです。その第26章に入った「Traditional Medicine Conditions Module 1」は、古代中国を起源とする伝統医学、すなわち中国伝統医学（TCM）です。

　21世紀に入り欧米を中心とした先進諸国では、補完代替医療（CAM）、統合医療に関する体制づくりが着々と進められており、また補完代替医療（CAM）の再確認、検証作業が同時に進められています。また、その中でも欧米では鍼療法の普及がたいへん進んでおり、ドイツでは200時間の鍼教育を受けた医師は2～3万人いるとされています。

　本書で紹介されている経穴の選定と効果（一般医学の適応症とTCMの考え方による作用を併記）は、長年にわたって治療に鍼を採用しているドイツの医師たちの経験、そして大学レベルで鍼療法教育に携わっている医師たちの経験に基づいたものです。彼らが経絡・経穴・耳穴・トリガーポイントをどのように理解してどのように活用し、どのように全人的で総合的なアプローチを行っているかが本書を通じて見えてくることでしょう。

　五臓を中心とした統一体観、臓腑と身体各部、組織、器官を有機的に連絡させている経絡系統、この臓腑と経絡系統のつながりを応用し、経絡上にある経穴を有効に活用することにより、鍼療法はホリスティックなアプローチを行っているのです。著者たちはこの考え方に基づく臨床経験を『ポケットアトラス鍼療法』としてまとめあげ、読者が日々の診療の現場で手早く役立てられるよう、とてもわかりやすく解説を加えています。

　耳穴については中国式とノジェ式が紹介されています。どちらかの流派に限定または依存するのではなく、実践を通じてそれぞれの長所を活かしたアプローチをすることによって、治療の幅を拡大させ、治療効果の向上をはかろうとしています。主要なトリガーポイントについては、実用的な経穴と関連させて解説がなされているのも大きな特徴といえるでしょう。

　歴史的にみて日本漢方医学や韓医学がそうであったように、海外においてTCMは、その地理環境、気候風土、生活習慣、民族性、伝統文化の違いや、時代ごとの社会的なニーズに応じて、それぞれの国々において独自の発展をとげ、各国国民の健康管理、疾病予防、疾病治療の面において大いに貢献することが期待されています。

学校法人後藤学園中医学教育臨床支援センター長
天津中医薬大学客員教授

兵頭　明

目次

監修者序文 v

パート1　経穴

1　はじめに 2

2　肺経 4
中府／尺沢／列欠／太淵／少商

3　大腸経 12
商陽／合谷／手三里／曲池／臂臑／
肩髃／迎香

4　胃経 22
四白／頬車／下関／頭維／天枢／
梁丘／犢鼻／足三里／条口／豊隆／
解渓／内庭

5　脾経 32
太白／公孫／三陰交／陰陵泉／血海

6　心経 38
少海／通里／神門

7　小腸経 42
後渓／小海／天宗／秉風／肩外兪／
顴髎／聴宮

8　膀胱経 50
攢竹／天柱／大杼／肺兪／厥陰兪／
心兪／膈兪／肝兪／胆兪／脾兪／
胃兪／腎兪／大腸兪／小腸兪／
膀胱兪／承扶／委中／膏肓／秩辺／
承山／崑崙／申脈／至陰

9　腎経 70
太渓／照海／復溜／兪府

10　心包経 74
曲沢／内関／大陵

11　三焦経 78
中渚／陽池／外関／肩髎／天髎／
翳風／耳門

12　胆経 86
聴会／率谷／陽白／風池／肩井／
環跳／陽陵泉／懸鍾／足臨泣

13　肝経 100
行間／太衝／章門／期門

14　任脈 104
中極／関元／気海／神闕／中脘／
膻中／天突／承漿

15　督脈 110
命門／大椎／瘂門／風府／百会／
水溝

16　奇穴 116
四神聡／印堂／魚腰／太陽／
頸百労／定喘／華佗夾脊／十七椎／
外労宮・落枕／八邪／鶴頂／内膝眼／
膝眼／闌尾／八風

パート2　耳穴

17　外耳（耳介）の解剖学的構造
.... 130

18　ノジェによる耳介神経分布ゾーン
.... 132

19　耳介神経分布に関する新しい研究
.... 134

20　反射ゾーンの分布図
.... 138

21 中国式による耳垂の刺鍼点 140

22 ノジェによる耳垂の刺鍼点 144

23 中国式による耳珠の刺鍼点 146

24 ノジェおよびバールによる耳珠の刺鍼点 148

25 中国式による珠間切痕の刺鍼点 152

26 ノジェによる珠間切痕の刺鍼点 154

27 中国式による対珠の刺鍼点 156

28 ノジェによる対珠の刺鍼点 158

29 ノジェによる骨格の投影ゾーン 162

30 ノジェによる脊柱の投影ゾーン 164

31 ノジェによる耳甲介の神経叢点 168

32 中国式による三角窩の刺鍼点 170

33 中国式による耳輪上行部の刺鍼点 172

34 ノジェによる耳輪の刺鍼点 174

35 ノジェによる耳輪内側の刺鍼点 178

36 中国式による内臓の投影ゾーン 180

37 ノジェによる内臓の投影ゾーン 186

38 耳介のエネルギー線と治療線 190

パート3　トリガーポイント

39 トリガーポイントの定義 196
40 側頭筋 210
41 咬筋 218
42 外側翼突筋 224
43 頸部の短筋 228
44 頭板状筋 234
45 前・中・後斜角筋 238
46 僧帽筋 246
47 肩甲挙筋 254
48 胸鎖乳突筋 258
49 鎖骨下筋 264
50 大胸筋 268

51 小胸筋 276
52 小菱形筋と大菱形筋 280
53 棘上筋 284
54 棘下筋 288
55 肩甲下筋 292
56 回外筋 294
57 長橈側手根伸筋 298
58 総指伸筋 302
59 円回内筋 306
60 浅指屈筋 308
61 外腹斜筋 312
62 腸骨筋／腰筋 316

63	腰方形筋	322
64	大殿筋	326
65	中殿筋	330
66	小殿筋	334
67	梨状筋	338
68	大腿四頭筋	342

69	ハムストリング	354
70	薄筋	358
71	大腿筋膜張筋	362
72	腓腹筋	366
73	前脛骨筋	370

パート4　付録

| 74 | 採寸の基礎知識 | 376 |
| 75 | 参考文献 | 382 |

76	図版クレジット	391
	経穴	392
	耳穴	397
	トリガーポイント	401
	総合索引	405

序文

鍼は、さまざまな疾患の治療の選択肢として認知されるようになってきた。鍼を教えている大学も多い。少数ながら鍼や中医学の教授職も設置されている。

鍼が「常法」と言える基準を満たすためには、精密に経穴の位置を定める必要がある。わたしたちが採用する一定の解剖学的構造に基づく取穴の概念は、標準としての地位を確立している。

本ポケットアトラスは、次のような三部構成になっている。

パート1：経穴。重要度の高い経穴を網羅し、それぞれの取穴部位、刺入の深さ、適応症、中医学での主治を解説する。経穴の歴史の要点と作用機序の概念についても簡潔に紹介する。

パート2：耳穴。ノジェとバールによる西洋式の耳鍼点、および中国式の耳鍼点を解説し、両者の違いについても述べる。ポイカー他による耳介神経分布に関する最新の知見と研究も紹介する。

パート3：トリガーポイント。臨床上の妥当性があり、明確に定義されている重要度の高いトリガーポイントを網羅し、対応する経穴との関係を解説する。理論的な根拠についても論じる。

本書の完成にご尽力いただいたすべての方々に、特にすばらしい解剖図を描いてくださったリュディガー・ブレーマート氏とヘルムート・ホルターマン氏にお礼を申し上げたい。本書英語版の出版に際してはティーメ・パブリッシャーズ（Thieme Publishers）にお世話になった。ご支援いただいたスタッフ全員に感謝している。

ハンス-ウルリッヒ・ヘッカー博士
アンゲリカ・シュテフェリング博士
エルマー・T・ポイカー博士
カイ・リープヘン博士

著者略歴

医学博士 ハンス-ウルリッヒ・ヘッカー
(Hecker, Hans-Ulrich, MD)
総合診療、自然療法、ホメオパシー、鍼の専門医。キール(ドイツ)にあるクリスチャン・アルブレヒト大学で自然療法と鍼を教える。シュレスヴィヒ-ホルシュタイン地域医療協会の生涯医学教育(CME)アカデミーで自然療法と鍼の教育に関する研究責任者を務める。公認医療品質管理者。欧州品質管理財団(EFQM)の査定者。

医学博士 アンゲリカ・シュテフェリング
(Steveling, Angelika, MD)
ボーフム(ドイツ)にあるグレーネマイヤー・マイクロ療法研究所の伝統医学および疼痛管理部門に勤務。ヴィッテン-ヘアデッケ大学(ドイツ)で放射線医学とマイクロ療法を教える。カイロプラクター、NLPプラクティショナー、食事療法家。シュレスヴィヒ-ホルシュタイン地域医療協会で鍼の生涯教育を担当。ドイツ鍼医師協会(DÄGfA)講師。

医学博士 エルマー・T・ポイカー
(Peuker, Elmar T., MD)
内科および総合診療専門医。解剖学、鍼、カイロプラクティック、自然療法、疼痛管理、オステオパシーの専門医。公認医療経済学者。ヴェストファーレン-リッペ地域医療教会の生涯医学教育(CME)アカデミーで鍼の教育に関する研究責任者を務める。執筆・共同執筆した書籍や論文が多数ある。

医学博士 カイ・リープヘン
(Liebchen, Kay, MD)
整形外科、リウマチ、カイロプラクティック、物理療法、疼痛管理、スポーツ医学の専門医。ドイツ・カイロプラクティック学会(NWE)およびダンプ(ドイツ)にあるオステオパシー・アカデミーの講師。シュレスヴィヒ-ホルシュタイン地域医療協会のCMEアカデミーで鍼を教えており、特に鍼に徒手療法、オステオパシー、トリガーポイント療法、アキュテーピングを組み合わせることを重視している。執筆・共同執筆した書籍や論文が多数ある。ドイツアキュテーピング学会会長。

協力者略歴

医学博士 ミヒャエル・G・ハメス
（Hammes, Michael G., MD）
ドイツのリッペ-レメゴ臨床センター、神経学クリニックの補助医師。鍼、疼痛管理が専門。中国の大学院でTCMを学んだ。ドイツ鍼医師協会（DÄGfA）講師および役員。

歯学博士 シュテファン・コップ教授
（Prof. Kopp, Stefan, DMD）
フランクフルトにあるヨハン・ヴォルフガング・ゲーテ大学臨床センターの歯科矯正外来クリニック、通称「カロリヌム」歯科研究所の主任医師および所長。

医学博士 グスタフ・ペータース
（Peters, Gustav, MD）
ハンケンスビテル（ドイツ）の総合診療、鍼、ホメオパシー、カイロプラクティックの専門医。ドイツ鍼医師協会（DÄGfA）講師。耳鍼・耳介療法に傾注。

医学博士 ベアーテ・シュトリットマター
（Strittmatter, Beate, MD）
総合診療とスポーツ医学の専門医。自然療法家および鍼師。ドイツ鍼・耳介療法アカデミー（DAA）の教育責任者。

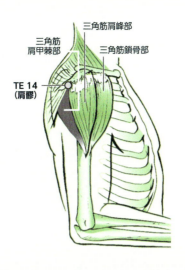

パート1
経穴
Body Acupuncture Point

1 はじめに

鍼療法は中国が起源であり、文献に残る最古の記録は紀元前90年頃にさかのぼる。こうした鍼の歴史初期の記録では、前腕と下腿の5つの刺鍼点が言及されており、次のように、それぞれ流れる川の川筋にたとえた名前で呼ばれていた。

- 井／ Well
- 榮／ Spring
- 兪／ Stream
- 経／ Channel (river)
- 合／ Uniting Point

さらに古い時代にも、鍼の経路を表した木製人形が存在した。たとえば、漢代（紀元前200年-9年）の墓から出土したものがある。中国古来の考え方によれば、生命エネルギー、すなわち気は、これら経絡とも呼ばれる鍼の経路を循環している。

時とともに、これらの経絡と経絡以外にも経穴が追加されて増えていった。経絡に属さない経穴は奇穴と呼ばれる。現在の鍼の教育で教えるのは古典的な361穴である。

これら経穴の説明と継承はおそらく経験的知識に基づいている。たとえば、特に痛む部位の局所穴が追加さ

れ、効き目があれば残り、体系に統合されたのである。これは、たとえば、経穴とトリガーポイントに偶然以上の相関関係があることの説明になる。後に観察と理論的分析に基づいて、経穴の局所作用以外の作用や組み合わせが追加されていった。

疼痛障害を鍼で治療する場合の部分的な機能レベル、あるいは高次の機能レベルに関する作用機序は科学的に立証されている。部分的に見ると、鍼はAβ線維（Aベータ線維、機械刺激受容）とAδ線維（Aデルタ線維、急速に痛みを伝導する線維）を介して抑制介在ニューロンを活性化させる。より高次の機能レベルでは、鍼は視床下部系にエンドルフィンを産生させ、その結果、セロトニン作動性経路とノルアドレナリン作動性経路が活性化する。

鍼は交感神経系を抑制し、免疫系を活性化するという証拠もある。この場合の関連要素は、視床下部―下垂体―副腎系である可能性が高い。

これまで、経穴の解剖学的相関を定義しようという試みはいくつかなされてきた。この分野の初期の研究は、ウィーンの解剖学者、ケルナー（G. Kellner）の一門によるものであった。

ケルナーらは、経穴は一定の受容器が集中している位置に当たるのではないかと仮定した。しかし、そうした集中があることを具体的に証明することはできなかった。

1980年代に入ると、経穴に関する過去の研究、すなわち経穴は血管や神経の特定の束によって浅筋膜の穿孔に対応しているという説が再考された。この理論は主にハイネ教授（Hartmut Heine）が主導する作業部会によって検証中である。ほかの研究チームも、そうした筋膜穿孔がしばしば経穴の近くにあることを発見している。しかし、そうした穿孔は全身に何千と見つかるため、この理論は明確な裏づけにはならない。

新しい研究では（たとえば、Dung、Peuker et al、Ma et al）、鍼の効果に関与する形態学的相関は鍼先が達する組織に限定されない可能性があることが示されている。鍼に幅広い効果があるとすれば、形態学的基質もきわめて幅広いと仮定することはでき

るだろう。この仮説が英語圏では広く受け入れられており、一方、ドイツ語圏では筋膜穿孔理論のほうが一般的である。

鍼が到達する主な標的組織は、（数あるなかでも）中隔、結合組織層、筋膜、ならびに関節包、骨膜、神経弓鞘である。したがって、鍼の効果を説明する標的理論も多様になるわけである。

刺鍼の結合組織線維に対する直接的な作用を明らかにする新しい研究もある（Langevin）。コラーゲン線維とインテグリンを介して結合組織を形成する細胞の関連を考慮すれば、また細胞外基質の産生と組成に影響を与える効果を考慮すれば、鍼と基本的な調整システムとの関連性を確定し（Pischinger and Heine）、したがって、鍼と標準的な自然治癒療法を結びつけることが可能になる。

2 肺 経

▶図2.1

肺経の主要経穴

- LU1（中府）： 肺の募穴
- LU5（尺沢）： 合穴、瀉穴
  （子穴）
- LU7（列欠）： 絡穴、任脈の
  八脈交会穴
- LU9（太淵）： 原穴、補穴
  （母穴）、脈会穴
- LU11（少商）：局所穴

肺経に関連する経穴

- LU1（中府）： 肺の募穴
- BL13（肺兪）：肺の背兪穴

肺経の協調関係

▶図2.2

- 上下の協調：肺—脾
- 陰陽の協調：肺—大腸

2 肺経

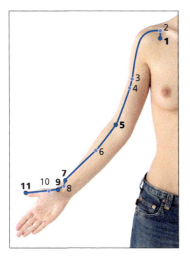

▶図2.1 肺経の主要経穴

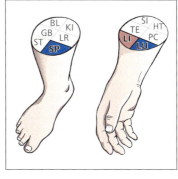

▶図2.2 肺経の協調関係

2　肺経

LU 1　中府
ちゅうふ

Zhong Fu
Central Treasury (Central Mansion)

肺の募穴

取穴部位：正中線から6寸、鎖骨下1寸、烏口突起下縁よりわずかに内側、第1肋間腔（ICS 1）と同じ高さ（▶**図2.3**）。

！ メモ
烏口突起を見つけるには、前腋窩ヒダに沿って頭側方向にはっきりわかる骨ばったものに触れるまで触診する。鎖骨下端に沿って肩関節のほうへ指をすべらせていくと、烏口突起が最も触診しやすい。肩関節周辺の骨の手前で指が柔らかいくぼみ（肋骨がない部分）に入り込むが、そのやや外側にあるのが烏口突起である。

！ 解剖学的な補足
烏口突起と上腕骨小結節の違い：腕を少し外側に回し、肘を曲げると、烏口突起は動かないが、上腕骨小結節はすぐに動きについてくる。

アドバイス
LU 1（中府）は、小胸筋、上腕二頭筋（短頭）、烏口腕筋の腱の停止部にある。胸部の姿勢が悪いと、これらの筋肉は縮まり、圧迫に敏感になることが多い。

刺入の深さ：外側方向に斜刺0.3-0.5寸。
　誤って鍼を正中背面方向に刺すと気胸を引き起こす恐れがあるため危険な経穴の1つ（たとえば、高齢の患者で肺気腫がある場合）。しかし、気胸になるのは解剖学的な異常があって鍼を刺す方向を誤った場合である。外側背面方向、すなわち烏口突起の方向、もしくは烏口突起に沿ってのみ鍼を刺すべきである。

適応症：呼吸器疾患、痰を伴う咳や気管支炎、気管支喘息、扁桃炎、肩腕症候群、胸壁痛（胸の痛み）

伝統中医学（TCM）での主治：肺気の循環を整える、および肺の気滞の場合。

LU 5　尺沢(しゃくたく)

Chi Ze
Cubit Marsh
合穴、瀉穴(子穴)

取穴部位：肘窩横紋上にあり、上腕二頭筋腱の橈側（親指側）（▶図2.4）。

🛈 メモ
上腕二頭筋腱は掌側を上にして前腕を曲げると見つけやすい。

刺入の深さ：直刺0.5-1寸

適応症：気管支喘息、気管支炎、喉頭炎、扁桃炎、上腕骨上顆炎（テニス肘）、皮膚疾患。実証による疾患の場合は刺絡鍼法による瀉血（マイクロフレボトミー）も考慮、衰弱時には灸も考慮(**注意**：喘息、ブタクサアレルギー)。膝の内側の痛みと腫れ、肩の痛み。

　H. Schmidt（シュミット）：喉頭炎の場合は灸を繰り返す。

　J. Bischko（ビシュコ）：顔面の皮膚疾患

TCMでの主治：肺経の痰熱を追い出す。

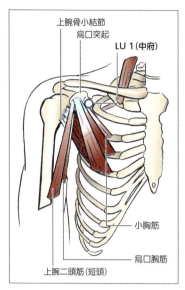

▶図2.3　LU 1（中府）

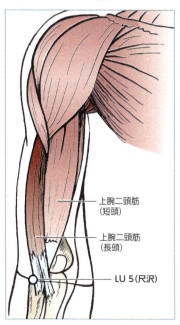

▶図2.4　LU 5（尺沢）

LU 7　列欠
れっけつ

Lie Que
Broken Sequence
 (Branching Crevice)
絡穴
任脈の八脈交会穴

取穴部位：前腕橈側、橈骨茎状突起近位のＶ字形陥凹部、手関節掌側横紋から1.5寸（▶図2.5）。

！ メモ
この陥凹部は、長母指外転筋の下で橈骨に停止する腕橈骨筋の腱によってできる。

虎口（訳注：LI４合谷の別名、母指と示指の付け根にある）どうしを合わせてこの経穴を見つける方法もある（▶図2.6）。LU ７（列欠）は前腕の内側と外側の境界にあり、取穴する者の示指の先がちょうど示す位置に当たる。

　陰経の経穴として、LU ７（列欠）は陰の領域のぎりぎり内側にある。

！ メモ
虎口どうしを合わせる方法で取穴するには、双方とも手首に角度をつけないようにすること。

刺入法：橈骨茎状突起の皮膚をつまみ上げて、近位方向に斜刺

刺入の深さ：0.5-1寸

適応症：気管支喘息、気管支炎、咳、手関節痛、偏頭痛、頭痛、自律神経失調症、顔面のチック、鼻づまり、顔面麻痺

TCMでの主治：
● 肺気の調整と下降
● 悲嘆に起因する肺の失調を整える
● 外感病邪を除く

2 肺経

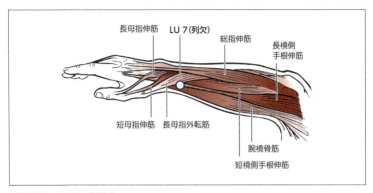

▶**図2.5** LU 7（列欠）

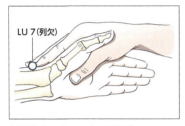

▶**図2.6** 虎口による簡便法

LU 9 太淵
たいえん

Tai Yuan
Great Abyss (Great Gulf)
原穴
補穴(母穴)
脈会穴

取穴部位： 手関節掌側横紋の橈側、橈骨動脈の外側（▶**図2.7**）。手関節横紋のうち、線の片側が橈骨と尺骨にかかり、反対側が手根骨にかかる1本を選ぶ。つまり、はっきり触知できる橈骨茎状突起の末端より遠位の横紋を選ぶ。

🚫 メモ
鍼の望ましい位置は橈骨動脈に近接している。そのため橈骨動脈周囲の交感神経系の神経血管叢に直接的な効果を及ぼす（König〔ケーニヒ〕とWancura〔ヴァンクーラ〕によれば、LU 9（太淵）は脈[血管]会穴である）。したがって鍼が拍動すれば位置が正しいということになる。しかし、その後はそれ以上鍼で刺激してはならない。すなわち瀉法は用いるべきではない。尺骨動脈によるバイパス循環が存在しているかぎり（事前に尺骨動脈を触診して確認しておく）、誤って橈骨動脈に鍼を刺しても、圧迫すれば何の影響もない。

刺入の深さ：直刺2-3mm

適応症： 呼吸器疾患、気管支喘息、慢性気管支炎、咳、循環器障害、末梢動脈閉塞性疾患、レイノー病、手関節の障害

TCMでの主治：
● 肺気を高め、補い、肺気の循環を促す
● 気と血の循環を促す

LU 11 少商
しょうしょう

Shao Shang
Lesser Shang (Young Shang)

取穴部位： 母指爪甲根部の橈側（中国式）、母指爪甲根部の尺側（J. Bischko）。図のとおり、母指爪甲の垂直線と水平線の交差点に当たる（▶**図2.8**）。

2 肺経

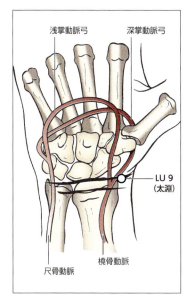

▶図2.7　LU 9（太淵）

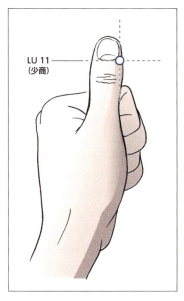

▶図2.8　LU 11（少商）

刺入の深さ：直刺1-2mm、必要ならば出血させてよい。

適応症：咽喉の炎症性疾患

　J. Bischko（ビシュコ）：咽頭疾患の会穴〔補足情報を参照〕。急性症状の場合は刺絡鍼法（マイクロフレボトミー）も考慮する。

!　補足情報

J. Bischkoは、八会穴〔LR 13〈章門〉、CV 12〈中脘〉・17〈膻中〉、BL 11〈大杼〉・17〈膈兪〉、GB 34〈陽陵泉〉・39〈懸鍾〉、LU 9〈太淵〉〕のほかに40の「会穴」があると説明している。

TCMでの主治：外感の風熱を除く。

3 大腸経

▶図3.1

大腸経の主要経穴

- LI 1（商陽）： 局所穴
- LI 4（合谷）： 原穴
- LI 10（手三里）：局所穴
- LI 11（曲池）： 補穴
- LI 14（臂臑）： 局所穴
- LI 15（肩髃）： 局所穴
- LI 20（迎香）： 局所穴

大腸経に関連する経穴

- ST 25（天枢）： 大腸の募穴
- BL 25（大腸兪）：大腸の背兪穴
- ST 37（上巨虚）：大腸の下合穴

大腸経の協調関係

▶図3.2

　　上下の協調：大腸─胃
　　陰陽の協調：大腸─肺

LI 1　商陽
（しょうよう）

Shang Yang
Metal Yang

取穴部位： 示指爪甲根部の橈側（▶**図3.3**）。手の経絡の起点と終点の正確な穴位についてはLU 11（少商）（p.10）を参照。

刺入の深さ：直刺1-2㎜、必要ならば出血させてよい。

適応症： 急な発熱、急な歯痛。急な咽喉の炎症。重要な鎮痛穴。
　J. Bischko（ビシュコ）：歯痛の会穴

🛈 補足情報
J・Bischkoの説く会穴の詳細についてはLU 11（少商）（p.10）を参照。

TCMでの主治：熱と風熱を追い出す。

3 大腸経

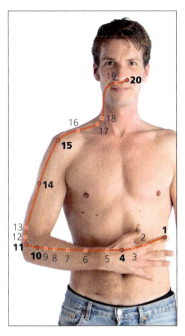

▶図3.1 大腸経の主要経穴

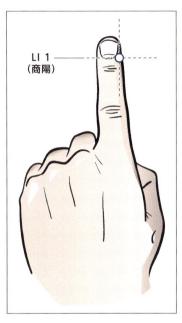

▶図3.3 LI 1（商陽）

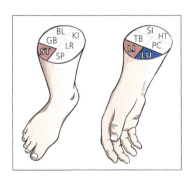

▶図3.2 大腸経の協調関係

LI 4　合谷
<ruby>合谷<rt>ごうこく</rt></ruby>

He Gu
Union Valley
(ConnectedValleys,
Enclosed Valley)
原穴

取穴部位：最も多用される経穴。いくつかの取穴法がある。

1. 母指を外転させ（開き）、第1中手骨の中心と第2中手骨の中心を結ぶ線の中間に取る（▶図3.4）。鍼は第2中手骨体の下面の中心に向けて約0.5-1寸刺す。

2. 母指を内転させる（閉じる）と、第1背側骨間筋が収縮し、母指内転筋によって盛り上がるが、その頂点に鍼を刺す（▶図3.5）。鍼を刺したらすぐ手の力を抜いてよく、鍼は第2中手骨下面の中心に向けて約0.5-1寸刺す。この取穴法を使えるのは、盛り上がった筋肉の頂点が第2中手骨の中心にあるときに限られる。

3. 母指を外転させ、もう一方の手の母指を折り曲げて第2中手骨に向かって触診する。この取穴法は、特に得気を感じるのに役立つ。折り曲げた母指を適度にしっかりと第2中手骨の下面に押しつける。
▶図3.6のLI 4（合谷）は同経穴の深い穴位に相当する。

刺入の深さ：手掌に向けて、近位方向にやや斜刺0.5-1寸

適応症：全身に作用する最も重要な鎮痛穴。発熱、熱を伴う風邪のひき始め、片麻痺、にきび、湿疹、頭部疾患(頭痛、炎症、アレルギー反応)、顔面麻痺、腹部の諸症状、代謝全般、陣痛促進作用、月経困難症

3 大腸経

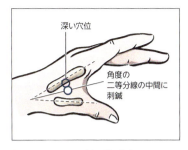

▶図3.4　LI 4（合谷）(1)

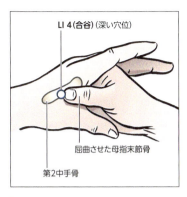

▶図3.6　LI 4（合谷）(3)

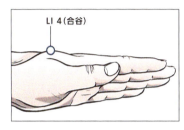

▶図3.5　LI 4（合谷）(2)

メモ
妊娠中は下方に向けて刺さないこと。

TCMでの主治：
- 外感病邪を追い出す
- 神を落ち着かせる
- 肺気を整える
- 滞りを除く

LI 10　手三里
てさんり

Shou San Li
Arm Three Li (Hand Three Li)

取穴部位：長橈側手根伸筋にあるLI 5（陽谿）とLI 11（曲池）を結ぶ線上、LI 11（曲池）の2寸遠位（▶図3.7）（深く刺すと回外筋に達する）。

❗ メモ
前腕をやや屈曲し、母指を上に向けると見つけやすい。

刺入の深さ：直刺1-2寸

適応症：総合的な補穴（灸）。上腕骨外側上顆炎（テニス肘）、上肢の不全麻痺。
　H. Schmidt（シュミット）：顔面の炎症性発疹、鼻せつ（灸）
　J. Bischko（ビシュコ）：便秘を検査する経穴

TCMでの主治：大腸経の滞りを除く。

LI 11　曲池
きょくち

Qu Chi
Pool at the Bend (Bend Pond)
補穴（母穴）

取穴部位：前腕を直角に曲げ、肘窩横紋の橈側端の外側。肘窩横紋の橈側端と上腕骨外側上顆の間、長橈側手根伸筋上の陥凹部に取る（▶図3.7）。LU 5（尺沢）と上腕骨外側上顆の間に位置する。

❗ メモ
横紋が2本ある場合、皮膚を肘頭のほうに軽くひっぱると目安にする横紋がはっきりする。

刺入の深さ：直刺1-2寸

適応症：上腕骨外側上顆炎（テニス肘）、上肢の不全麻痺、総合的な免疫調節作用、恒常性作用、皮膚疾患、解熱。アレルギー性疾患、腹部疾患、悪臭のする軟便や液状便（旅行者下痢）。咽喉炎や喉頭炎の場合（嗄声）は瀉血。

TCMでの主治：熱を消散させる。

3 大腸経

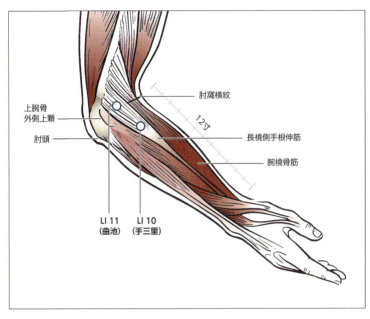

▶図3.7　LI 10（手三里）とLI 11（曲池）

3　大腸経

LI 14　臂臑
<small>ひ じゅ</small>

Bi Nao
Upper Arm
(Middle of Upper Arm)

取穴部位：三角筋の停止部。LI 11（曲池）とLI 15（肩髃）を結ぶ線上、前腋窩ヒダ端の2寸下方（▶図3.8）。三角筋の停止部は腕を外転させると見つけやすい。

刺入の深さ：直刺0.5-1.5寸

適応症：肩関節周囲炎、上肢の神経痛や不全麻痺

TCMでの主治：大腸経の滞りを除く。

LI 15　肩髃
<small>けんぐう</small>

Jian Yu
Shoulder Bone (Shoulder Blade)

取穴部位：腕を外転させると、肩峰のやや腹側と背側に2つの凹みができる。その腹側の凹み、肩峰の腹側極のすぐ下に当たる部位にLI 15（肩髃）がある（▶図3.8）。

🪧 補足情報

肩峰腹側と背側の2つの陥凹部は、解剖学的には次のように説明される：

三角筋は3つの部分から成る：
1. 鎖骨部
2. 肩峰部
3. 肩甲棘部

　2つの部分が起始する肩甲帯の各部位で、はっきり見える筋肉の溝の片端に当たる肩峰の下に凹みができる。

🪧 メモ

肩峰の腹側極は鎖骨を外側に向かって触れていくと最も見つけやすい。肩峰の背側極は肩甲棘を外側に向かってたどると触れる。

刺入の深さ：直刺0.5寸または遠位方向に斜刺1-2寸

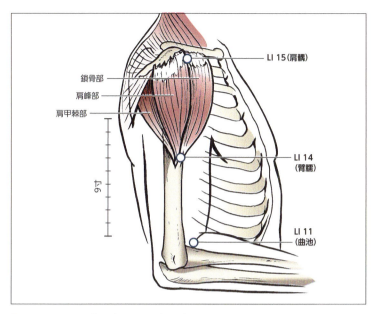

▶図3.8　LI 14（臂臑）とLI 15（肩髃）

❗ メモ
垂直方向に刺すと肩関節に刺さる危険がある。

適応症：肩関節周囲炎（五十肩）、上肢の不全麻痺、上肢の神経痛

　J. Bischko（ビシュコ）：上肢の不全麻痺の会穴（Bischkoの説く会穴の詳細についてはp.10のLU 11〈少商〉を参照）。

　H. Schmidt（シュミット）：片麻痺の場合、麻痺後7日目から毎日灸をする。筋萎縮の予防作用。

TCMでの主治：大腸経の滞りを除く。

LI 20　迎香 (げいこう)

Ying Xiang
Welcome Fragrance
(Welcome Perfume)

取穴部位：鼻翼中央から外側に約5分、鼻唇溝中に取る（▶**図3.9**）。

刺入の深さ：頭内側方向に斜刺3-8㎜

アドバイス

この部位には清潔が特に重要。いかなる場合も感染した部位に鍼を刺してはならない。LI 20（迎香）は、唇より上の顔面域から血液を還流する眼角静脈に近接している。眼角静脈には眼静脈との吻合があり、したがって海綿静脈洞に連絡している。感染した場合、静脈洞血栓症や中枢神経系の炎症を起こす危険がある。

適応症：鼻炎、副鼻腔炎、無嗅覚症、歯痛、顔面麻痺、三叉神経痛

TCMでの主治：鼻を楽にする、熱を散らす。

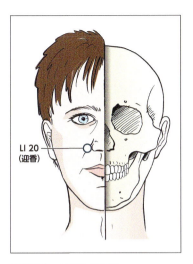

▶図3.9　LI 20（迎香）

4　胃経

▶図4.1

胃経の主要経穴

- ST 2（四白）：　局所穴
- ST 6（頬車）：　局所穴
- ST 7（下関）：　局所穴
- ST 8（頭維）：　局所穴
- ST 25（天枢）：　大腸の募穴
- ST 34（梁丘）：　郄穴
- ST 35（犢鼻）：　局所穴
- ST 36（足三里）：胃の下合穴
- ST 38（条口）：　肩に遠隔作用
　　　　　　　　　する局所穴
- ST 40（豊隆）：　絡穴
- ST 41（解渓）：　補穴（母穴）
- ST 44（内庭）：　末梢の鎮痛穴

胃経に関連する経穴

- CV 12（中脘）：　胃の募穴
- BL 21（胃兪）：　胃の背兪穴
- ST 36（足三里）：胃の下合穴

胃経の協調関係

▶図4.2

　　上下の協調：大腸―胃
　　陰陽の協調：胃―脾

4 胃経

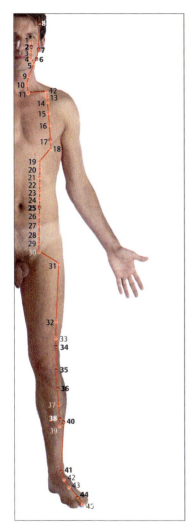

▶図4.1　胃経の主要経穴

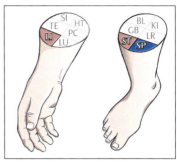

▶図4.2　胃経の協調関係

ST 2 四白
しはく

Si Bai
Four Whites

取穴部位：まっすぐ前を見た状態で、瞳孔の下に位置する眼窩下孔部（▶**図4.3**）。

! **メモ**
眼窩下孔は通常、まっすぐ前を見た状態で瞳孔の中心を通る垂線よりやや内側、鼻全長の約半分の位置にある。

刺入の深さ：直刺0.3-0.5寸

⚡ アドバイス
眼角静脈の還流領域内の感染部位に刺鍼した場合の危険についてはLI 20（迎香）を参照。

適応症：眼疾患、偏頭痛、鼻炎、副鼻腔炎、顔面麻痺、三叉神経痛

TCMでの主治：目をはっきりさせ、視力を養う。

ST 6 頰車
きょうしゃ

Jia Che
Cheek Carriage
(Mandibular Angle)

取穴部位：下顎角の前上方1横指（中指）から腹頭側に1寸。ここにある咬筋の隙間は歯をかみしめると触知できる（▶**図4.4**）。

! **メモ**
ST 6（頰車）は咬筋停止部に好発するトリガーポイントと一致する。

刺入の深さ：直刺0.3寸

適応症：筋筋膜疼痛機能障害（顎関節症、コステン症候群）、顔面痛、顔面麻痺、三叉神経痛、歯痛、ナソロジー的異常、歯ぎしり
　J. Bischko（ビシュコ）：口周辺の発疹

TCMでの主治：胃経の滞りを除く。

4 胃経

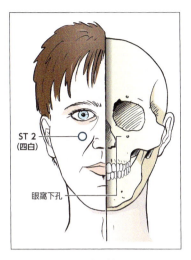

▶図4.3　ST 2（四白）

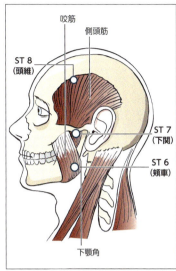

▶図4.4　ST 6（頰車）

4　胃経

ST 7　下関
げかん

Xia Guan
Below the Joint
(Lower Pass)

取穴部位：頬骨弓下の陥凹部、すなわち下顎の筋突起と関節突起の間にある下顎切痕の中央。下顎骨関節突起は耳珠の前にあり容易に触知できる（口を開くと前方にすべる）。ST 7（下関）はそのすぐ前の陥凹部にある（▶図4.5）。口を閉じて取穴および刺鍼する。

🔳 メモ
深く刺入すると外側翼突筋に達する。ST 7（下関）の穴位は、しばしば外側翼突筋のトリガーポイントと一致する。

刺入の深さ：直刺0.3-0.5寸

適応症：筋筋膜疼痛機能障害（コステン症候群）、非定型性顔面痛、顎関節機能障害、顔面麻痺、耳鳴り、耳痛

TCMでの主治：胃経の滞りを除く。

ST 8　頭維
すい

Tow Wei
Head Corner

取穴部位：前髪際と側頭部の髪際が垂直に交わる角を0.5寸入る（▶図4.6）。よってST 8（頭維）はGV 24（神庭）より4.5寸外側になる。

🔳 メモ
ST 6（頬車）・7（下関）・8（頭維）は、ほぼ垂直線上に並ぶ（▶図4.6）。脱毛によって本来の前髪際が不明な場合、顔をしかめて、額のしわとの境界を見分ければわかる。

刺入の深さ：背側方向に横刺2-4mm

適応症：頭痛、偏頭痛、眼疾患、非定型性顔面痛、めまい

TCMでの主治：熱を引かせる、頭の湿と痰を除く。

4 胃経

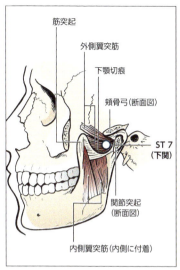

▶図4.5　ST 7（下関）

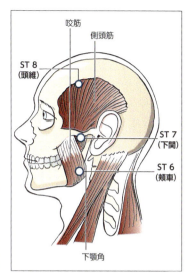

▶図4.6　ST 8（頭維）

ST 25　天枢

Tian Shu
Celestial Pivot (Upper Pivot)
大腸の募穴

取穴部位：臍の2寸外側（▶図4.7）。

刺入の深さ：直刺0.5-1.5寸

適応症：便秘、腹脹、下痢、胃および十二指腸潰瘍、クローン病、潰瘍性大腸炎、機能性胃腸障害

TCMでの主治：腸の熱と湿を除く。

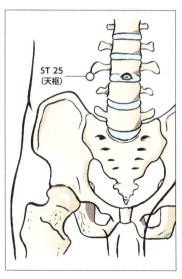

▶図4.7　ST 25（天枢）

4 胃経

ST 34　梁丘 (りょうきゅう)

Liang Qiu
Beam Hill (Hill Ridge)
郄穴

取穴部位：膝を軽く曲げ、膝蓋骨の外側上縁から上に2寸、外側広筋内の陥凹部（▶図4.8）。上前腸骨棘と膝蓋骨の底外端を結ぶ線上にある。

! メモ
膝関節周辺の経穴はすべて、膝を軽く曲げて取穴および刺鍼する（患者の膝裏に補助枕を当てるとよい）。

刺入の深さ：直刺1-2寸

適応症：胃腸管の急性症状、膝障害、吐き気や嘔吐。乳腺炎の遠位穴。

TCMでの主治：
● 胃の気逆を降ろす
● 胃経の滞りを除き、痛みを癒す

ST 35　犢鼻 (とくび)

Du Bi
Calf ' s Nose

取穴部位：膝を軽く曲げ、膝蓋骨下縁、膝蓋靭帯外側の陥凹部に取る（▶図4.8、▶図4.9）。すなわち外膝眼に取る（膝眼とは膝蓋骨の外側・内側・下側にある3つの陥凹部）。

外膝眼はST 35（犢鼻）、内膝眼は奇穴の内膝眼（Ex-LE 4）に当たる。

! メモ
関節内に鍼を刺すと危険なのであまり深く刺さないこと。外膝眼は膝関節を関節鏡で診るときの位置に近い。

刺入の深さ：やや斜め内側に3-6mm

適応症：膝痛

TCMでの主治：
● 胃経の滞りを除く
● 風と寒を追い出す

ST 36　足三里 (あしさんり)

Zn San Li
Leg Three Li
(Foot Three Li)
胃の下合穴

取穴部位：膝を軽く曲げ、ST 35（犢鼻）の3寸下。脛骨粗面下縁にほぼ水平かつ前脛骨筋の脛側縁から外側に約1寸（▶図4.8、▶図4.9）。

! メモ
手を動かして探るとST 36（足三里）

4 胃経

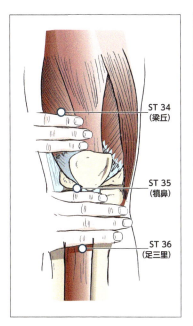

▶図4.8 ST 34（梁丘）から ST 36（足三里）

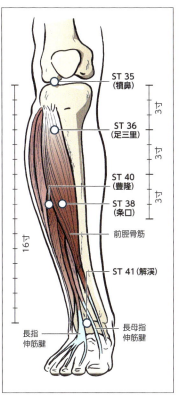

▶図4.9 ST 35（犢鼻）から ST 41（解渓）

ではっきりわかる陥凹部に触れる。ヨーロッパの文献は通常、脛側縁から外側に1寸のところにあるとしているが、中国の文献は、それより少なく、中指幅1本分としていることが多い。

刺入の深さ：直刺0.5-1.5寸

適応症：最も適応範囲が広く、常用される経穴（LI 4〈合谷〉に次いで）。灸と併用されることの多い総合的な補穴。代謝疾患に対する恒常性作用。腹部疾患の遠位穴。心の調和をとる強い作用。

TCMでの主治：
- 脾と胃の機能の巡りを整える
- 全身の気と衛気（防御作用の気）を補う

4　胃経

ST 38　条口 (じょうこう)

Tiao Kou
Ribbon Opening
(Narrow Mouth)

取穴部位：ST 35（犢鼻）とST 41（解渓）を結ぶ線の中心（▶図4.10）、前脛骨筋の脛側縁から外側に中指幅1本分、またはST 37（上巨虚）の2寸下。

！ メモ
König（ケーニヒ）とWancura（ヴァンクーラ）によれば、2点の中心を決めるには両手を広げて測る方法が最適。小指をST 35（犢鼻）とST 41（解渓）に置き、母指どうしを合わせて中心を決める。

刺入の深さ：直刺1-2寸

適応症：急性の肩腕症候群に用いられる遠位穴

TCMでの主治：風湿を追い出す、痛みを癒す。

ST 40　豊隆 (ほうりゅう)

Feng Long
Bountiful Bulge
(Rich and Prosperous)
絡穴

取穴部位：ST 38（条口）から外側に中指幅1本分（▶図4.10）。

刺入の深さ：内側に向けて斜刺1-2寸

適応症：胃腸障害、唾液分泌過多（湿）、「粘液障害」すなわち粘液産生過多を伴う全疾患（痰の出る咳、粘液嘔吐、粘液性下痢）

TCMでの主治：湿を排出する、痰を除く。

ST 41　解渓 (かいけい)

Jie Xi
Ravine Divide
(Opened Hollow)
補穴（母穴）

取穴部位：外果と内果を結ぶ線の前中心。足関節前面の陥凹部、長母指伸筋腱と長指伸筋腱の間（▶図4.11）。

！ メモ
長母指伸筋腱は、母指を引き上げるとわかる。その外側にあるのがST 41（解渓）。深く刺すと足関節上部に達する。

刺入の深さ：直刺0.5-1寸

適応症：胃疾患、足関節の障害

4 胃経

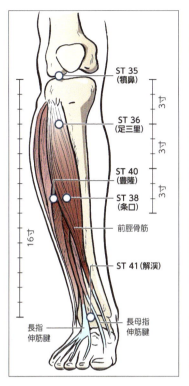

▶図4.10　ST 38（条口）と ST 40（豊隆）

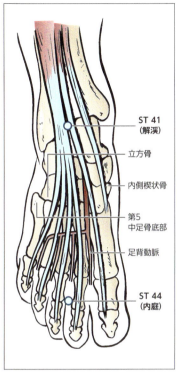

▶図4.11　ST 41（解渓）と ST 44（内庭）

TCMでの主治：熱を散らす、神を落ち着かせる。

ST 44　内庭

Nei Ting
Inner Court

取穴部位：第2・3足指間、みずかきの近位、赤白肉際（▶図4.11）。

刺入の深さ：直刺0.3-1寸

適応症：重要な鎮痛穴。前頭痛、鼻血、熱を伴う風邪。

H. Schmidt（シュミット）：胃の不調に有効

TCMでの主治：熱を冷ます、熱を排出する

5　脾 経

▶図5.1

脾経の主要経穴

- SP 3（太白）：　原穴
- SP 4（公孫）：　絡穴、奇経の
　　　　　　　　 衝脈の八脈
　　　　　　　　 交会穴
- SP 6（三陰交）：足の三陰経の
　　　　　　　　 交会穴
- SP 9（陰陵泉）：遠隔作用をもつ
　　　　　　　　 局所穴
- SP 10（血海）：　遠隔作用をもつ
　　　　　　　　 局所穴

脾経に関連する経穴

- LR 13（章門）：脾の募穴
- BL 20（脾兪）：脾の背兪穴

脾経の協調関係

▶図5.2

　上下の協調：肺—脾
　陰陽の協調：脾—胃

SP 3　太白

Tai Bai
Supreme White (Grand White、
Supreme Whiteness)
原穴

取穴部位：足内側、第1中足指節関節の近位陥凹部、赤白肉際（▶図5.3）。

刺入の深さ：直刺3-6mm

適応症：腹部の疾患全般、食欲不振、胃炎、嘔吐、便秘、下痢、腹脹、めまい、慢性疲労、膨満感、胸部と胃部の緊張

TCMでの主治：脾を補う。

5 脾経

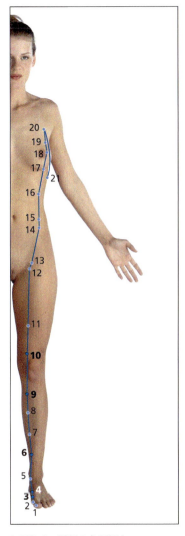

▶図5.1 脾経の主要経穴

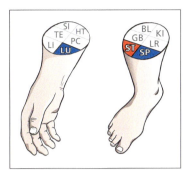

▶図5.2 脾経の協調関係

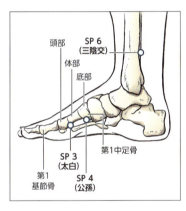

▶図5.3 SP 3（太白）

5 脾経

SP 4 公孫
こうそん

Gong Sun
Yellow Emperor
(Collateral Point of Spleen
Channel、
Grandfather Grandson)
絡穴
奇経の衝脈の八脈交会穴

取穴部位： 足内側、赤白肉際、第1
中足骨の体部と底部の変わり目にあ
る陥凹部（▶**図5.4**）。

刺入の深さ：直刺0.5-1寸

適応症：胃疾患、ロエムヘルド症候群
（胃心臓症候群）、食欲不振、便の細
い消化不良、月経困難症
　J. Bischko（ビシュコ）：下痢の会穴

TCMでの主治：
- 脾と胃を補う
- 衝脈と月経を整える

SP 6 三陰交
さんいんこう

San Yin Jiao
Three Yin Intersection
(Crossroad of Three Yins)
足三陰経の交会穴

取穴部位： 内果尖の3寸上、脛骨内
縁の後ろ際陥凹部に取る（▶**図5.5**）。

やや前寄り、すなわち脛骨部に取る場
合もある。

刺入の深さ：直刺1-2寸

適応症：LI 4（合谷）とST 36（足
三里）に次ぐ常用穴。総合的な補穴
（灸）。婦人病全般の「王者」格の
経穴。出産促進。分娩時の子宮収
縮促進。胃腸障害。泌尿生殖器障害
（勃起障害、女性の性機能障害、月
経困難症）。アレルギーおよび免疫疾
患、皮膚疾患にも効果あり。
　Könin（ケーニヒ）およびWancura
（ヴァンクーラ）：心身症の治療にHT
7（神門）と組み合わせる基本経穴。
　泌尿生殖路の疾患にCV 4（関元）
と組み合わせる基本経穴。

5 脾経

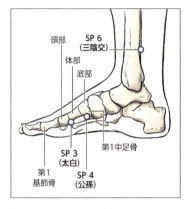

▶図5.4　SP 4（公孫）

▶図5.5　SP 6（三陰交）

! メモ

妊娠初期および後期は特に注意を要する。

TCMでの主治：
- 以下を補う：
  －脾
  －血と陰
- 以下を整える：
  －月経
  －気血の流れ、
  下腹部痛を緩和する
- 神を落ち着かせる

5 脾経

SP 9 陰陵泉
いんりょうせん

Yin Ling Quan
Yin Mound Spring
(Yin Hill Fountain)

取穴部位：脛骨内側顆下縁の陥凹部、内側顆と脛骨体の変わり目、腓腹筋の筋腹の前になる（▶**図5.6**）。GB 34（陽陵泉）と同じ高さ。

刺入の深さ：直刺0.5-1寸

適応症：特に下半身の水分の滞留を除く主要経穴。排尿困難、排尿障害、尿路感染症、月経困難症、帯下（おりもの）、悪臭を発する下痢、腹部痙攣、膝痛、膝関節炎

　H. Schmidt（シュミット）：遺尿症（灸）

TCMでの主治：湿を除く。

SP 10 血海
けっかい

Xue Hai
Sea of Blood (Blood Sea)

取穴部位：膝を曲げ、膝蓋骨底内端の上方2寸、内側広筋の隆起部に取る（▶**図5.7**）。

別な取穴法：母指をやや広げて膝蓋骨に手掌を当てたとき、母指の先が示す位置にある（▶**図5.8**）。

刺入の深さ：直刺1-2寸

適応症：免疫調節の重要経穴(LI 11〈曲池〉とともに)。皮膚疾患、そう痒症、泌尿生殖路疾患、月経困難症

TCMでの主治：
- 血を整え、鬱血を除く
- 血を冷まし、出血を止める

5 脾経

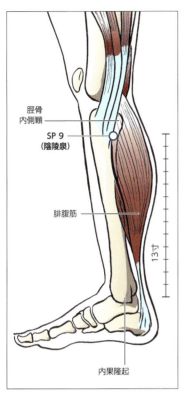

▶図5.6　SP 9（陰陵線）

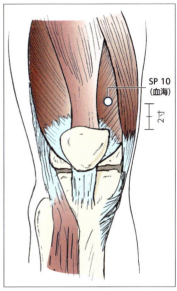

▶図5.7　SP 10（血海）（1）

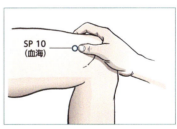

▶図5.8　SP 10（血海）（2）

6 心 経

▶図6.1

心経の主要経穴

- **HT 3（少海）:** 総合的な作用の局所穴
- **HT 5（通里）:** 絡穴
- **HT 7（神門）:** 原穴、瀉穴（子穴）

心経に関連する経穴

- **CV 14（巨闕）:** 心の募穴
- **BL 15（心兪）:** 心の背兪穴

心経の協調関係

▶図6.2

上下の協調：心─腎
陰陽の協調：心─小腸

HT 3 　少海
しょうかい

Shao Hai
Lesser Sea (Young Sea)

取穴部位: 肘を曲げ、肘窩横紋の尺側端と上腕骨内側上顆の中点に取る（▶図6.3）。

刺入の深さ: 直刺0.5-1寸

適応症:「生きる喜び」、精神自律神経失調症、不眠症、精神的動揺（心火、急性段階では瀉法の刺激を与える）、抑鬱状態（瀉法時に注意）、めまい、上腕骨内側上顆炎（ゴルフ肘）、手の振戦

TCMでの主治: 神を落ち着かせる。

HT 5 　通里
つうり

Tong Li
Connecting Li
絡穴

取穴部位: HT 7（神門）の上方1寸、尺側手根屈筋腱の橈側（▶図6.3）。

6 心経

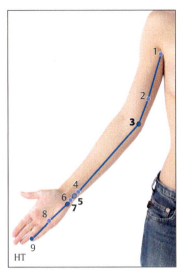

▶図6.1 心経の主要経穴

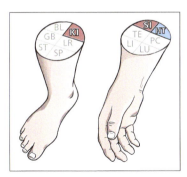

▶図6.2 心経の協調関係

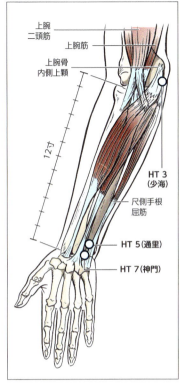

▶図6.3 HT 3（少海）とHT 5（通里）

刺入の深さ：直刺0.5寸上限

適応症：精神自律神経失調症、機能性心疾患、試験恐怖症、不安（パニック）発作および不穏状態、不眠症、発汗

TCMでの主治：心気と心陰を強壮する。

HT 7　神門
しんもん

Shen Men
Spirit Gate (Spiritual Gate)
原穴
瀉穴（子穴）

取穴部位：手関節前面横紋、尺側手根屈筋腱の橈側（▶図6.4）。

!　メモ
HT 7（神門）の取穴に用いる横紋は、線の片側が橈骨と尺骨にかかり、反対側が手根骨にかかる。この部位は尺側に豆状骨があるのではっきり区別できる。したがって、豆状骨際の横紋を用いるということである。

　ドイツの文献の多くでは、尺側から刺入するのが第2の方法とされている。刺入方向は手関節横紋に平行、すなわち第1の刺入法に対して90度になる。そして鍼先を尺側手根屈筋腱の背側に置く。HT 7（神門）は、2本の鍼を手掌側と尺側から刺入したとすれば、それぞれの鍼先が交わる深い位置にある（▶図6.5）。ただし、この刺入方向についての記述は中国の文献には見られない。

刺入の深さ：手掌側または尺側から直刺0.3-0.5寸

適応症：不眠症、不安（パニック）発作、循環調節障害、依存症治療中の禁断症状、多動
　König（ケーニヒ）およびWancura（ヴァンクーラ）：SP 6（三陰交）との組み合わせで心身症治療の主力となる。

TCMでの主治：
- 神を調和させる
- 心血を養う
- 心を整える

!　メモ
刺激法を考慮すること。HT 7（神門）を瀉法に用いるのは実証が確認された場合に限られる。舌尖が赤い（すなわち心熱）かどうか診察すること。

6 心経

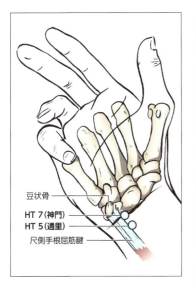

▶図6.4　HT 7（神門）(1)

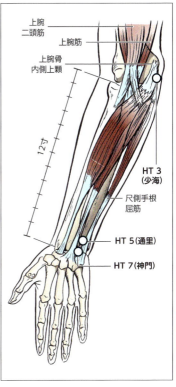

▶図6.5　HT 7（神門）(2)

7　小腸経

▶図7.1、▶図7.2

小腸経の主要経穴

- SI 3（後渓）：　補穴（母穴）、
　　　　　　　　督脈の八脈
　　　　　　　　交会穴
- SI 8（小海）：　瀉穴（子穴）
- SI 11（天宗）：　局所穴
- SI 12（秉風）：　局所穴
- SI 14（肩外兪）：局所穴
- SI 18（顴髎）：　局所穴
- SI 19（聴宮）：　局所穴

小腸経に関連する経穴

- CV 4（関元）：　小腸の募穴
- BL 27（小腸兪）：小腸の背兪穴
- ST 39（下巨虚）：小腸の下合穴

小腸経の協調関係

▶図7.3

　上下の協調：小腸—膀胱
　陰陽の協調：小腸—心

7 小腸経

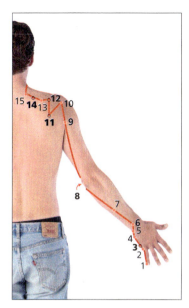

▶図7.1 小腸経の主要経穴(1)

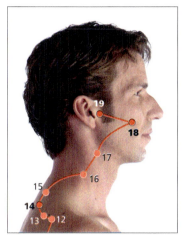

▶図7.2 小腸経の主要経穴(2)

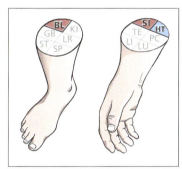

▶図7.3 小腸経の協調関係

SI 3　後渓
こうけい

Hou Xi
Back Ravine
補穴（母穴）
督脈の八脈交会穴

取穴部位：第5中手指節関節尺側の近位陥凹部、赤白肉際に取る。― Gleditsch（グレディッチ）、König（ケーニヒ）およびWancura（ヴァンクーラ）（▶図7.4）

⚠ メモ
軽く手を握ると、手掌遠位の横紋が尺側方向に延びる。この横紋は一般に示指と中指の間から始まり、末端では皮膚が小さく隆起している。この隆起と周辺部位の境目、やや近位背側にSI 3（後渓）は位置する。鍼は手掌の中央に向けて刺す。

　中国の文献によれば、SI 3（後渓）は前述の横紋の末端、赤い皮膚と白い皮膚の変わり目に取り、直刺する。しかし、前述の取穴法では、これよりやや離して刺入する。よって、この経穴のやや異なる穴位は、得気の生じる深い位置で交わる。われわれの経験では、KönigとWancuraが述べているのと同じ、Gleditschの取穴法が、診断と治療の両面でより有効である。

刺入の深さ：手掌に向けて0.5-1寸

適応症：急性腰痛、腰痛坐骨神経痛症候群（坐骨神経痛）。頸椎の遠位穴。斜頸、上肢の不全麻痺、耳鳴り、難聴、耳疾患、熱を伴う風邪、咽頭炎、喉頭炎、振戦、めまい。

　J. Bischko（ビシュコ）：この経穴の主治は痙攣の鎮静

🌿 アドバイス
急性斜頸、急性腰痛、腰痛坐骨神経痛症候群（坐骨神経痛）の場合、治療してから、SI 3（後渓）を強く刺激しながら、慎重に患部を運動させる。

TCMでの主治：
- 小腸経と絡脈を開き、痛みを癒す
- 首、後頭部、背中を養生する

7 小腸経

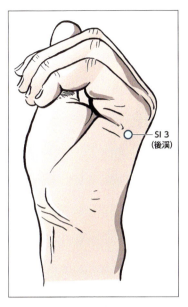

▶図7.4　SI 3（後渓）

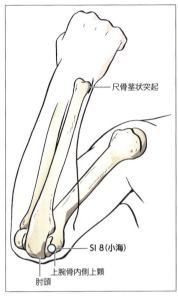

▶図7.5　SI 8（小海）

SI 8　小海 (しょうかい)

Xiao Hai
Small Sea
瀉穴（子穴）

取穴部位：腕を曲げ、肘頭と上腕骨内側上顆の間の尺骨神経溝に取る（▶図7.5）。

刺入の深さ：直刺4-8㎜

アドバイス

SI 8（小海）は尺骨神経に近接しており、誤刺する恐れがある。その場合、速やかに鍼を抜くが、完全に抜いてはならない。

適応症：上腕骨内側上顆炎（ゴルフ肘）、咽喉・肩・首の痛み

TCMでの主治：小腸経の滞りを除く。

SI 11 天宗
てんそう

Tian Zong
Celestial Gathering
(Celestial Watching)

取穴部位：はっきり触知できる肩甲棘の中点と肩甲骨下角を結ぶ線上の棘下窩にある。この線を3等分し、頭側から1/3の位置に取る。SI 12（秉風）の直下、第4胸椎の棘突起下縁と同じ高さであり、SI 11（天宗）とSI 9（肩貞）とSI 10（臑兪）の3点を結ぶと三角形になる（▶図7.6）。

刺入の深さ：直刺0.5-1寸

適応症：肩の痛みと運動障害（特に外旋）、胸部の締めつけ感。授乳が困難な場合や乳腺炎では、ほかの経穴と組み合わせる。
　H. Schmidt（シュミット）：母乳不足の特効穴

TCMでの主治：小腸経の滞りを除く。

SI 12 秉風
へいふう

Bing Feng
Grasping the Wind

取穴部位：SI 11（天宗）の直上、肩甲棘の頭側縁の中心から約1寸上。SI 12（秉風）とSI 10（臑兪）とSI 11（天宗）の3点を結ぶと三角形になる（▶図7.6）。棘上筋に好発するトリガーポイント。

刺入の深さ：直刺0.5-1寸

適応症：肩の痛みと運動障害（特に外転と外旋）、棘上筋症候群、上肢の痛みと知覚異常、頸部硬直（寝違えなど）

TCMでの主治：小腸経の滞りを除く。

SI 14 肩外兪
けんがいゆ

Jian Wai Shu
Outer Shoulder Transport
(Exterior Shoulder)

取穴部位：第1胸椎棘突起下縁と同じ高さ、後正中線の外方3寸（▶図7.6）。
　肩甲挙筋に好発するトリガーポイント。

7 小腸経

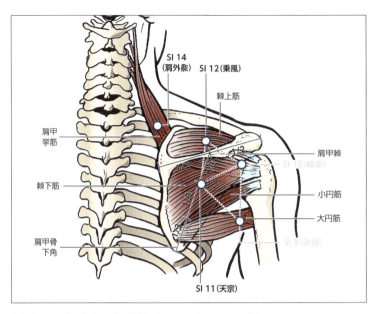

▶図7.6　SI 11（天宗）、SI 12（秉風）、SI 14（肩外兪）

刺入の深さ：直刺0.5-1寸

適応症：肩の痛みと運動障害、頸部硬直

🔰 メモ
患者の腕を下げた状態で、背側正中線と肩甲棘内側端の距離が3寸である。

TCMでの主治：小腸経の滞りを除く。

7 小腸経

SI 18 　顴髎
けんりょう

Quan Liao
Cheek Bone-Hole (Cheek Crevice)

取穴部位： 頬骨弓下縁、外眼角の直下、咬筋前縁（▶図7.7）。

⚠ メモ
咬筋前縁は歯をかみしめるとはっきり触知できる。

刺入の深さ： 直刺0.3-0.5寸

適応症： 筋筋膜疼痛機能障害（顎関節症、コステン症候群）、三叉神経痛、顔面痙攣、顔面不全麻痺、歯痛、上顎洞炎、ナソロジー的異常

TCMでの主治：
- 風を追い出し、痛みを癒す
- 熱を冷ます

SI 19 　聴宮
ちょうきゅう

Ting Gong
Auditory Palace

取穴部位： 耳珠と下顎骨との間にある陥凹部（▶図7.7、▶図7.8）。

⚠ メモ
やや口を開いて取穴する。こうすれば、顎関節の下顎骨関節突起が鼻方向に動くので、顎関節に鍼を刺す危険がない。鍼を刺入してから口を閉じる。

🐾 アドバイス
SI 19（聴宮）は浅側頭動脈に近接しているが、刺入前に拍動に触れて確認すれば、誤刺は避けられる。

刺入の深さ： 直刺0.3-0.5㎜

適応症： 耳疾患、顔面不全麻痺、三叉神経痛、筋筋膜疼痛機能障害（コステン症候群）、顎関節機能障害

TCMでの主治：
- 聞こえをよくする
- 風を除く

7　小腸経

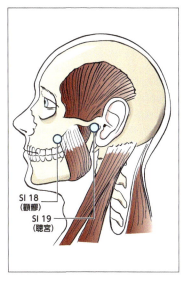

▶図7.7　SI 18（顴髎）とSI 19（聴宮）

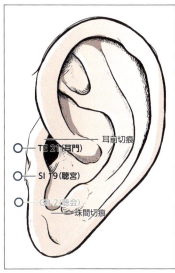

▶図7.8　SI 19（聴宮）

8 膀胱経

▶図8.1、▶図8.2

膀胱経の主要経穴

- BL 2 （攢竹）： 局所穴
- BL 10 （天柱）： 副交感神経系
  に作用する
  経穴
- BL 11 （大杼）： 骨会穴
- BL 13 （肺兪）： 肺の背兪穴
- BL 14 （厥陰兪）：心包の背兪穴
- BL 15 （心兪）： 心の背兪穴
- BL 17 （膈兪）： 横隔膜の
  背兪穴
  血会穴
- BL 18 （肝兪）： 肝の背兪穴
- BL 19 （胆兪）： 胆の背兪穴
- BL 20 （脾兪）： 脾の背兪穴
- BL 21 （胃兪）： 胃の背兪穴
- BL 23 （腎兪）： 腎の背兪穴
- BL 25 （大腸兪）：大腸の背兪穴
- BL 27 （小腸兪）：小腸の背兪穴
- BL 28 （膀胱兪）：膀胱の背兪穴
- BL 36 （承扶）： 広範な働きを
  もつ局所穴
- BL 40 （委中）： 膀胱の下合穴
- BL 43 （膏肓）： 広範な働きを
  もつ経穴
- BL 54 （秩辺）： 局所穴
- BL 57 （承山）： 局所穴
- BL 60 （崑崙）： 末梢の鎮痛穴
- BL 62 （申脈）： 奇経の陽蹻脈
  の八脈交会穴
- BL 67 （至陰）： 補穴（母穴）

膀胱経に関連する経穴

- CV 3 （中極）： 膀胱の募穴
- BL 28 （膀胱兪）：膀胱の背兪穴
- BL 40 （委中）： 膀胱の下合穴

膀胱経の協調関係

▶図8.3

上下の協調：小腸―膀胱
陰陽の協調：膀胱―腎

8　膀胱経

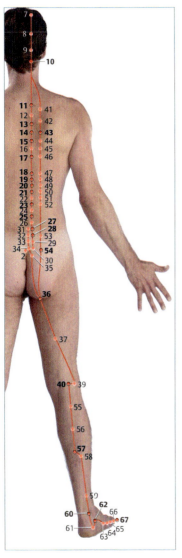

▶図8.1　膀胱経の主要経穴(1)

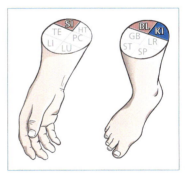

▶図8.2　膀胱経の主要経穴(2)

▶図8.3　膀胱経の協調関係

8　膀胱経

BL 2　攢竹
さんちく

Zan Zhu
Bamboo Gathering
（Gathering Eyebrows）

取穴部位：眉毛の内側端、内眼角の上方。眼窩上縁内側のしばしばはっきり触れる前頭切痕の陥凹中に位置する（▶図8.4）。

❗ メモ
前頭切痕は、滑車上動脈と眼窩上神経内側枝の出口に当たる。それより明らかに外側にあり、眼窩上動脈と眼窩上神経外側枝の出口に当たる眼窩上孔ではない。この2つの出口点は形も位置も異なる。まれに前頭切痕を前頭孔、眼窩上孔を眼窩上切痕と言うことがある。

❗ 補足情報
中国の文献には、「眼窩上切痕」を眼窩上神経内側枝が通ると記述されているが、この切痕は眼窩上孔のことではない。

刺入の深さ：鼻根または尾側のBL1（晴明）に向けて横刺約0.3寸

適応症：眼疾患、頭痛、鼻咽喉（上咽喉）疾患、花粉症、くしゃみを抑える、緑内障、ドライアイ症候群、めまい、無嗅覚症、チック、前頭洞炎。左右のBL 2（攢竹）と奇穴の印堂（Ex-HN 3）の3点を結ぶと「腹側のマジック・トライアングル」になる。この3点を組み合わせは、鼻咽喉に著効がある（p.118のEx-HN 3〈印堂〉を参照）。

TCMでの主治：
- 風を追い出す
- 熱を冷ます

8 膀胱経

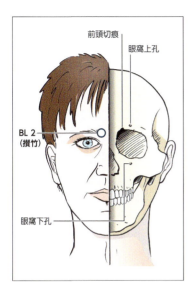

▶図8.4 BL 2（攢竹）

8 膀胱経

BL 10 天柱
てんちゅう

Tian Zhu
Celestial Pillar

取穴部位：垂直位置：後正中線（督脈）の1.3寸外側、僧帽筋の筋腹に取る（ちょうど僧帽筋が下行しはじめる地点）。後髪際を0.5寸入り、大後頭神経の出口に近接し、GV 15（瘂門）の外側に位置する（▶図8.5）。

水平位置：第2頸椎（C2）棘突起上縁と同じ高さ。

📗 メモ
BL 10（天柱）は、第1頸椎（C1）（環椎）と第2頸椎（C2）（軸椎）の中間の高さにある。この位置は、触診すると最初に触知できる椎骨棘突起より頭側にある（環椎には棘突起がない）。項靭帯はとても硬い場合が多く、触診しにくいので、頭をやや反らせ、項靭帯を緩めたほうが触診しやすい。

🐾 アドバイス
BL 10（天柱）はGB 20（風池）（p.92）よりやや内側かつ尾側にある。

刺入の深さ：直刺0.5-1寸

🐾 アドバイス
脊髄に誤刺しないように、特に悪液質の患者の場合、刺入の深さは1.5寸を超えないようにすべきである。

適応症：鼻と目に著効がある、BL 2（攅竹）に対する作用を高める（前後の協調）、全身性の迷走神経作用。無嗅覚症、頸椎症候群、めまい、偏頭痛、風邪、扁桃炎。全身の筋緊張（トーヌス）の調節に作用する（p.92のGB 20〈風池〉を参照）。

TCMでの主治：
● 風を追い出す
● 頭と感覚器の開口部をはっきりさせる

8 膀胱経

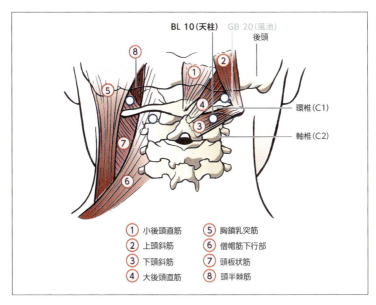

▶図8.5　BL 10（天柱）

8　膀胱経

BL 11　大杼
だいじょ

Da Zhu
Great Shuttle (Great Axle)
骨会穴

取穴部位：第1胸椎棘突起下縁と同じ高さ、後正中線の外方1.5寸（▶図8.6）。

🔳 メモ
腕を下げた状態で、正中線と肩甲骨内側縁（はっきり触知できる肩甲棘の付着部位）の距離が3寸である。
　覚えやすくするには：膀胱経のBL11（大杼）からBL 17（膈兪）までの数字の下1桁は胸椎（T）の番号に等しい（BL11〈大杼〉はT1の下に、BL 13〈肺兪〉はT3の下にあるというように）。

刺入の深さ：直刺または内側に向けて斜刺0.5寸

🔲 アドバイス
内側に向けて斜刺するとき、鍼先をやや下方に向ける。

適応症：頸椎症候群、頸腕症候群、「骨の疾患」に対する作用、副鼻腔炎、頭痛、気管支喘息、熱を伴う風邪

TCMでの主治：
● 膀胱経の滞りを除く

● 痛みを癒す
● BL 11（大杼）（両側の）＋GV 14（大椎）「背側のマジック・トライアングル」は弛緩および鎮静作用がある

BL 13　肺兪
はいゆ

Fei shu
Lung Transport (Lung Shu)
肺の背兪穴

取穴部位：第3胸椎棘突起下縁と同じ高さ、後正中線の外方1.5寸（▶図8.6）。

🔳 メモ
患者が直立し、腕を下げた状態で、第3胸椎の棘突起下縁は通常、肩甲骨内側縁のはっきり触知できる肩甲棘の付着部位と同じ高さになる。背兪穴は、一連の機能を担う臓腑ごとに割り当てられているため、胸部の臓器(肺、循環系、心臓)の背兪穴は肩背部にあり、消化器(肝臓、脾臓、膵臓、胃)の背兪穴は背部にあり、泌尿生殖器(腎臓、膀胱)の背兪穴は腰部にある。(訳注：TCMの臓腑は解剖学的な臓器名に対応しているわけではなく、特定の部位というよりも機能全体を指す)。

8 膀胱経

補足情報
膀胱経のBL 11（大杼）からBL 17（膈兪）までの数字の下1桁は胸椎（T）の番号に等しい（BL11〈大杼〉はT1の下に、BL 13〈肺兪〉はT3の下にあるというように）。

刺入の深さ：直刺または斜刺0.5寸

アドバイス
内側に向けて斜刺するとき、脊髄を誤刺しないように鍼をやや下方に向ける。

適応症：呼吸器疾患、喘息、咳、呼吸困難、寝汗

TCMでの主治：
- 肺気を分散し、整える
- 肺の作用の下降を促す

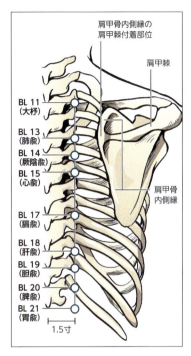

▶図8.6　BL 11（大杼）、BL 13（肺兪）、BL 14（厥陰兪）

BL 14　厥陰兪（けついんゆ）

Jue Yin Shu

Jue Yin Back Transporting Point (Pericardium Shu)

心包の背兪穴

取穴部位：第4胸椎棘突起下縁と同じ高さ、後正中線の外方1.5寸（▶図8.6）。

刺入の深さ：直刺または内側―下方に向けて斜刺0.5寸（p.68のBL 11〈大杼〉・BL 13〈肺兪〉参照）

適応症：機能性心疾患、しゃっくり、心身症、狭心症、気管支炎、気管支喘息、循環調節障害

TCMでの主治：心を整える。

8 膀胱経

BL 15 心兪 しんゆ

Xin Shu
Heart Transport (Heart Shu)
心の背兪穴

取穴部位：第5胸椎棘突起下縁と同じ高さ、後正中線の外方1.5寸（▶図8.7）。

刺入の深さ：直刺または内側—下方に向けて斜刺0.5寸（p.56のBL 11〈大杼〉・BL 13〈肺兪〉参照）

適応症：「心疾患」、熱、寝汗、更年期障害、不眠症、不穏状態

TCMでの主治：
- 脳の気を補い、心を養う
- 神を落ち着かせる

BL 17 膈兪 かくゆ

Ge Shu
Diaphragm Transport
(Diaphragm Shu)
横隔膜の背兪穴
血会穴

取穴部位：第7胸椎棘突起下縁と同じ高さ、後正中線の外方1.5寸（▶図8.7）。

刺入の深さ：直刺または内側—下方に向けて斜刺0.5寸（p.56のBL 11〈大杼〉・BL 13〈肺兪〉参照）

適応症：横隔膜に著効がある。しゃっくり、嘔吐、気管支喘息、「静脈成分」による血液障害、呼吸困難、蕁麻疹。

TCMでの主治：
- 血を整える
- 血熱を冷ます
- 血瘀を除く

⚠ メモ
患者が直立し、腕を下げた状態で、第7胸椎下縁は通常、肩甲骨下角と同じ高さになる。

⚠ 補足情報
膀胱経のBL 11（大杼）からBL 17（膈兪）までの数字の下1桁は胸椎（T）の番号に等しい（BL 11〈大杼〉はT1の下に、BL 13〈肺兪〉はT3の下にあるというように）。

BL 18　肝兪(かんゆ)

Gan Shu
Liver Transport
(Liver Shu)
肝の背兪穴

取穴部位：第9胸椎棘突起下縁と同じ高さ、後正中線の外方1.5寸（▶図8.7）。

🟢 補足情報
BL 17（膈兪）までは、膀胱経の経穴番号の下1桁は胸椎（T）の番号に等しい（たとえば、BL 17〈膈兪〉はT7の下にある）。BL 18（肝兪）以降は、T番号を1つずらす（たとえば、BL 18〈肝兪〉はT9の下にある）。

刺入の深さ：直刺または内側一下方に向けて斜刺0.5寸（p.56のBL 11〈大杼〉・BL 13〈肺兪〉参照）

適応症：肝代謝障害、視覚障害、めまい、心窩部と季肋部の緊張、月経困難症、筋緊張、筋痙攣、上腹部痛、感情の異常興奮

TCMでの主治：肝気を整える。

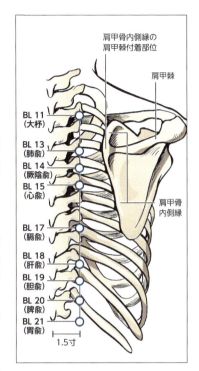

▶図8.7　BL 15（心兪）、BL 17（膈兪）、BL 18（肝兪）

BL 19　胆兪 (たんゆ)

Dan Shu
Gallbladder Transport
(Gallbladder Shu)
胆の背兪穴

取穴部位： 第10胸椎棘突起下縁と同じ高さ、後正中線の外方1.5寸（▶図8.8）。

刺入の深さ： 直刺または内側―下方に向けて斜刺0.5寸（p.56のBL 11〈大杼〉・BL 13〈肺兪〉参照）

適応症： 胆嚢疾患、嘔吐、口苦、酸逆流

TCMでの主治：肝と胆を整える。

BL 20　脾兪 (ひゆ)

Pi Shu
Spleen Transport
(Spleen Shu)
脾の背兪穴

取穴部位： 第11胸椎棘突起下縁と同じ高さ、後正中線の外方1.5寸（▶図8.8）。

刺入の深さ： 直刺または内側―下方に向けて斜刺0.5寸（p.56のBL 11〈大杼〉・BL 13〈肺兪〉参照）

適応症： 胃腸系を治療する重要経穴。腹脹、赤痢、食欲不振、胃および十二指腸潰瘍、腹部緊張膨満感、下痢、浮腫、呼吸器の慢性粘液疾患、病後回復

TCMでの主治：
● 以下を補い、養う：
－脾気と脾陽
－血

BL 21　胃兪 (いゆ)

Wei Shu
Stomach Transport
(Stomach Shu)
胃の背兪穴

取穴部位： 第12胸椎棘突起下縁と同じ高さ、後正中線の外方1.5寸（▶図8.8）。

刺入の深さ： 直刺または内側―下方に向けて斜刺0.5寸（p.56のBL 11〈大杼〉・BL 13〈肺兪〉参照）

適応症：胃疾患、消化不良、吐き気、嘔吐、胃運動障害、しゃっくり、食欲不振

TCMでの主治：胃気を整え、下降させる。

BL 23　腎兪 (じんゆ)

Shen Shu

8 膀胱経

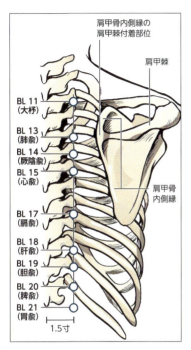

▶図8.8 BL 19（胆兪）、BL 20（脾兪）、BL 21（胃兪）

Kidney Transport
(Kidney Shu、Sea of Vitality)
腎の背兪穴

取穴部位：第2腰椎棘突起下縁と同じ高さ、後正中線の外方1.5寸（▶図8.9）。

🛈 メモ
第2腰椎（L2）の位置を定めるには、腸骨稜（L4、p.62のBL 25〈大腸兪〉参照）を基線にするとよい。

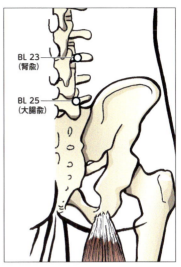

▶図8.9 BL 23（腎兪）

刺入の深さ：直刺0.5-1.5寸

適応症：腎機能および循環の強化に優れた経穴。あらゆる慢性疾患に用いられる：慢性虚弱および疲労、慢性腰痛、慢性喘息、泌尿生殖器疾患、アレルギー、リウマチ性疾患。灸を併用することの多い最重要経穴の1つ。

J. Bischko（ビシュコ）：寒い気温で悪化した体調の場合

TCMでの主治：
- 以下を補い、養う：
  −腎
  −腎陽と精
- 水分バランスを整え、利尿を促す
- 下背部、耳、目、子宮を強くする

8 膀胱経

BL 25 大腸兪
だいちょうゆ

Da Chang Shu
Large Intestine Transport
(Large Intestine Shu)
大腸の背兪穴

取穴部位：第4腰椎（L4）棘突起下縁と同じ高さ、後正中線の外方1.5寸（▶図8.10）。

! **メモ**
L4は腸骨稜と同じ高さにある（下方から触れていけば腸骨稜に皮膚のしわが集まらない）。棘突起下縁は腸骨稜より少し下になる。

刺入の深さ：直刺0.5-1.5寸

適応症：便秘、下痢、大腸疾患。腰痛の重要な局所穴。

TCMでの主治：
● 腸機能を養生し、整える
● 滞りを緩め、痛みを癒す

BL 27 小腸兪
しょうちょうゆ

Xiao Chang Shu
Small Intestine Transport
(Small Intestine Shu)
小腸の背兪穴

取穴部位：第1後仙骨孔と同じ高さ、正中仙骨稜の1.5寸外側、仙骨と上後腸骨棘上部の間の陥凹部（▶図8.11）。

! **メモ**
上後腸骨棘を触知したら、その内頭側にBL 27（小腸兪）を取る。上後腸骨棘を触知するときは、骨の極が尾側に向けて湾曲しているため、常に尾側から触れていく。上後腸骨棘の簡単な見つけ方：殿裂から45度の角度で外頭側方向に約3寸のところに触れる。

刺入の深さ：直刺0.5-1.5寸。または、仙腸関節に向けてやや斜め外側に刺す。

適応症：腰痛、生殖器疾患、遺精、遺尿症

TCMでの主治：腸と膀胱を整える。

BL 28 膀胱兪
ぼうこうゆ

Pang Guang Shu
Bladder Transport
(Bladder Shu)
膀胱の背兪穴

取穴部位：第2後仙骨孔と同じ高さ、正中仙骨稜の1.5寸外側。上後腸骨棘を触知したら（p.62のBL 27〈小

腸兪〉参照)、そのやや内尾側にBL 28（膀胱兪）を取る(▶図8.11)。

刺入の深さ：直刺0.5-1.5寸。または、仙腸関節に向けてやや斜め外側に刺す。

適応症：腰痛、膀胱疾患

TCMでの主治：
- 膀胱を整える
- 熱を冷ます

BL 36　承扶（しょうふ）

Cheng Fu
Support
(Supporting by Hand)

取穴部位：殿溝の中央（大腿ではない）(▶図8.11)。

作用機序の補足
この経穴は坐骨神経にきわめて近接している。鍼を深く刺せば、神経に達してしまうが、鍼が神経周囲の組織に達することが、治療効果を得られる理由のひとつである。

刺入の深さ：直刺0.5-1.5寸

適応症：腰痛坐骨神経痛

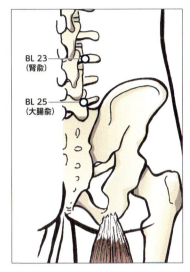

▶図8.10　BL 25（大腸兪）

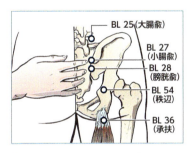

▶図8.11　BL 27（小腸兪）、BL 28（膀胱兪）、BL 36（承扶）

メモ
BL36（承扶）は坐骨結節の上にあり、坐骨下腿筋（半腱様筋、半膜様筋、大腿二頭筋）の腱付着部症の場合に痛むポイントでもある。

TCMでの主治：膀胱経の滞りを除く。

BL 40　委中
いちゅう

Wei Zhong
Bend Center
(popliteal Center)
膀胱の下合穴

取穴部位：膝窩横紋の中央。この経穴は脛骨神経と膝窩動脈に近接している（▶**図8.12**）。

刺入の深さ：直刺0.5-1寸

適応症：腰痛、膝痛、下肢の不全麻痺。腰椎下部の重要な遠位穴。皮膚疾患、腎および膀胱疾患、湿疹、帯状疱疹、乾癬（血熱、刺絡鍼法〈マイクロフレボトミー〉を用いる）、排尿障害。

　H. Schmidt（シュミット）：マイクロフレボトミーがしばしば適切である。

TCMでの主治：
- 腰椎下部の気の流れを整え、滞りを緩める
- 膀胱を養生する
- 血熱を冷ます

🔰 アドバイス
BL 40（委中）は実証の場合に用いる。BL 60（崑崙）は慢性症状（虚証）と寒証により適している。

BL 43　膏肓
こうこう

Gao Huang
Gao Huang Transport
(Vital Organs)

取穴部位：第4胸椎棘突起下縁と同じ高さ、後正中線の外方3寸（▶**図8.13**）。

❗ メモ
BL 43（膏肓）の穴位は、大菱型筋や胸腸肋筋にきわめて頻発するトリガーポイントと一致する。鍼を深く刺すと、さまざまな椎骨（C4-C5、T1-T4）の脊髄神経が分布する複数の筋肉（僧帽筋下行部、大菱形筋、胸腸肋筋）を鍼先が通過する。僧帽筋下行部は、発生学的に頭部間葉の一部から発達したものであり、副神経が分布している。BL 43（膏肓）に複数の部位をカバーする広範な効能があるのは、こういう理由である。具体的な適応症については下記を参照。

刺入の深さ：BL 14（厥陰兪）に向けて斜め方向に横刺0.5-1寸（効果を高める）、または、はさみ押手法で直刺0.5寸

8 膀胱経

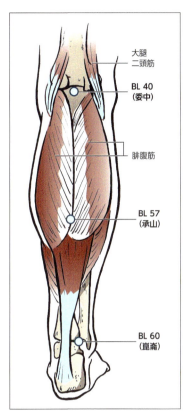

▶図8.12　BL 40（委中）

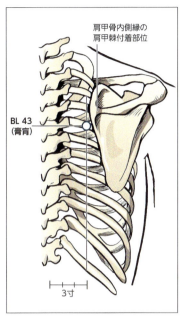

▶図8.13　BL 43（膏肓）

適応症：呼吸器疾患、不眠症、動悸、集中力喪失、勃起障害、胃腸障害、背部痛。広範な適応症：この経穴は難治性の慢性病に用いられる。

TCMでの主治：
- 以下を補い、養う
  - 肺、心、腎、脾、胃
  - 血と陰
- 虚熱を冷ます
- 精を養う
- 神を落ち着かせ、養う

8 膀胱経

BL 54 秩辺

ちっぺん

Zhi Bian
Sequential Limit
(Lowermost in Order)

取穴部位：第4後仙骨孔と同じ高さ、正中仙骨稜の3寸外側（▶図8.14）。

❗ メモ

BL 54（秩辺）に鍼を刺すと、大殿筋、さらに深層の梨状筋に達する。ここには両筋肉の重要なトリガーポイントがある。両筋肉の緊張は、腰部―骨盤―殿部の痛みを引き起こす主な原因である。深層に坐骨神経があるため、鍼を深く刺すと神経に刺さる危険がある。症例の約20％で坐骨神経が梨状筋を通っている。これは分岐点の位置が高い場合である。つまり、総腓骨神経に至る神経が梨状筋を通り、脛骨神経に至る神経が梨状筋下孔（大坐骨孔）を通っている（訳注：坐骨神経は通常、梨状筋の下を通り、膝窩に入る手前で分岐する）。梨状筋の緊張が増したときの痛みの刺激や原因はこれで説明がつく。したがって、この部位では痛むことが必ずしもトリガーポイントの唯一の原因ではない。

刺入の深さ：きわめて深く刺す、場合によっては4寸まで

適応症：腰椎障害の重要な遠位穴（深く刺入）、分節的関係

TCMでの主治：膀胱経の滞りを除き、痛みを癒す。

BL 57 承山

しょうざん

Cheng Shan
Mountain Support
(Supporting Hill)

取穴部位：BL 40（委中）とBL 60（崑崙）の中間。BL 40（委中）の下方8寸、両側腓腹筋の筋腹間の陥凹部に取る（▶図8.15）。

❗ メモ

つま先立ちすると、ふくらはぎの筋肉（特に腓腹筋）がはっきりわかる。
BL 40（委中）とBL 60（崑崙）の中間を両手を広げて測る取穴法もある（詳細はp.30のST 38〈条口〉を参照）。

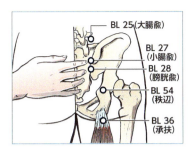

▶図8.14　BL 54（秩辺）

刺入の深さ：直刺0.5-1寸

適応症：坐骨神経痛様の障害、こむらがえり、アキレス腱痛。腰椎障害と肛門部(痔)の重要な遠位穴、末梢循環障害(間欠性跛行)。

TCMでの主治：膀胱経の滞りを除く。

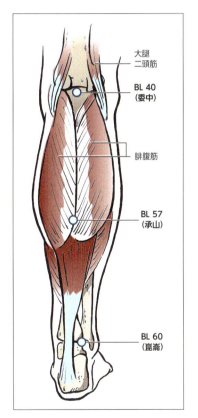

▶図8.15　BL 57（承山）

BL 60 　崑崙
こんろん

Kun Lun
Kunlun Mountains
（Big and High）

取穴部位：外果尖とアキレス腱の間の陥凹部（▶図8.16）。

❗ メモ
鍼を踵骨に向けて刺すと、しばしば得気がはっきり感じられる。BL 60（崑崙）をKI 3（太渓）の正反対にある経穴であると説明する文献も少なくないが、内くるぶしと外くるぶしは水平ではないのだから、これは正しいとは言えない。

刺入の深さ：直刺0.5-1寸

適応症：特に下肢の諸症状に用いられる主要な末梢の鎮痛穴の1つ。

脊椎疼痛症候群、頭痛、アキレス腱痛、足関節障害。黒ずんだ凝血を伴う月経困難症の月経痛、遅延分娩、胎盤残留。

TCMでの主治：
● 背骨を養生する
● 血瘀を除く

❗ メモ
妊娠中に瀉法の刺激は与えないこと。

BL 62 　申脈
しんみゃく

Shen Mai
Extending Vessel
（Stretching Channel）
奇経の陽蹻脈の八脈交会穴

取穴部位：外果尖直下の陥凹部、距骨と踵骨の関節腔（▶図8.16）。

❗ 補足情報
中国の文献では、穴位を外果の直下としている場合がある。これに基づけば、最大痛の頻度を捜しながら取穴するのが適切ということになる（Gleditsch［グレディッチ］によるVery Point Method）。

刺入の深さ：直刺3-5mm

適応症：緊張性頭痛、精神自律神経失調症、腓骨神経痛および不全麻痺、足関節下部の障害（回内、回外）

立証されている配穴：緊張性頭痛にSI 3（後渓）＋BL 62（申脈）
　H. Schmidt（シュミット）：内眼角痛

TCMでの主治：
- 膀胱経の滞りを除く
- 筋と腱を緩める
- 痛みを癒す

BL 67　至陰(しいん)

Zhi Yin
Reaching Yin (Reaching Inside)
補穴(母穴)

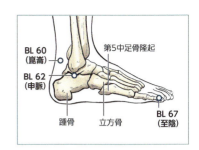

▶図8.16　BL 60（崑崙）、BL 62（申脈）、BL 67（至陰）

取穴部位：第5指爪甲根部の外側（▶図8.16）。

刺入の深さ：直刺1-2mm、必要ならば出血させてよい。

適応症：頭痛、尿閉、陣痛微弱、分娩促進、胎児位置異常（逆子）の修正（灸）

🛈 メモ
妊娠中は下方に向けて刺さないこと。

TCMでの主治：
- 風を除く
- 神と目をはっきりさせる

9　腎経

▶図9.1、▶図9.2

腎経の主要経穴

- KI 3（太渓）：原穴
- KI 6（照海）：奇経の陰蹻脈の
　　　　　　　　　八脈交会穴
- KI 7（復溜）：補穴（母穴）
- KI 27（兪府）：局所穴

腎経に関連する経穴

- GB 25（京門）：腎の募穴
- BL 23（腎兪）：腎の背兪穴

腎経の協調関係

▶図9.3

　上下の協調：心—腎
　陰陽の協調：腎—膀胱

KI 3　太渓

Tai Xi
Great Ravine (Big Stream)
原穴

取穴部位：内果尖とアキレス腱を結ぶ線の中心（▶図9.4）。

刺入の深さ：直刺0.5-1寸

適応症：腎機能および循環の強化に効く名穴。精神自律神経消耗、勃起障害、遺尿、月経痛、泌尿生殖器疾患、アキレス腱痛、足関節障害。

TCMでの主治：
- 以下を補い、養う：
　−腎気
　−腎陽
　−腎陰

9 腎経

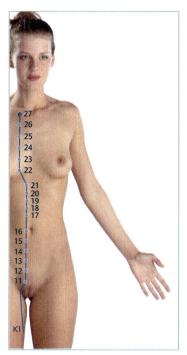

▶図9.1 腎経の主要経穴(1)

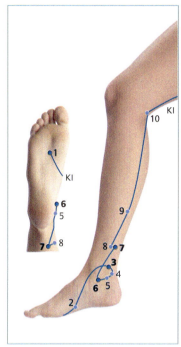

▶図9.2 腎経の主要経穴(2)

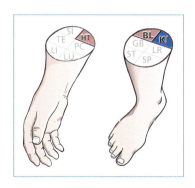

▶図9.3 腎経の協調関係

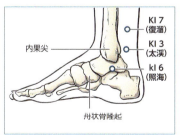

▶図9.4 KI 3（太渓）

KI 6 　照海
しょうかい

Zhao Hai
Shining Sea (Shine on Sea)
奇経の陰蹻脈の八脈交会穴

取穴部位：内果尖の下方1寸、距骨と踵骨の関節腔、載距突起に接する部位に取る（▶**図9.5**）。

KI 6（照海）はBL 62（申脈）と同じ高さにある。

⚠ メモ
三角靭帯の脛踵部は、内果と踵骨の載距突起の間に広がっている。この靭帯は内くるぶしの安定に重要である。ここ距骨下関節の付近には多数の固有受容体（自己刺激に感応する末梢神経）がある。完全なバランスのとれた人間の動きにとって距骨下関節の機能が重要であることはカイロプラクティックでも認識されている。
KI 6（照海）は奇経の陰蹻脈の八脈交会穴である。蹻は（踊り子の）「かかと」や「動きやすいこと」を意味する。陰蹻脈と陽蹻脈は陰陽の筋緊張（トーヌス）のバランスをとり、関節の可動性を整え、痺証(リウマチの諸症状)に作用する。

刺入の深さ：直刺0.3-0.5寸

適応症：泌尿生殖器疾患、ホルモン異常の調節作用、偏頭痛、不眠症、寝汗、外性器のかゆみ、慢性的乾燥症状全般(特に目)、咽喉部の粘膜乾燥、乾燥肌、足関節上部および距骨下関節の機能障害
　J. Bischko（ビシュコ）：精神面・感情面を調和させる主要経穴

TCMでの主治：
● 以下を補い、養う：
　−腎機能の巡り
　−腎陰

KI 7 　復溜
ふくりゅう

Fu Liu
Recover Flow
(Continuing Stream)
補穴(母穴)

取穴部位：KI 3（太渓）の2寸上、アキレス腱の前縁（▶**図9.5**）。

刺入の深さ：直刺0.5-1寸

適応症：泌尿生殖器疾患の重要経穴、慢性腰痛および膝痛、意欲喪失、うつ病、精神的および肉体的疲労、早朝下痢

TCMでの主治：
- 以下を補い、養う：
  - 腎機能の巡り
  - 腎気と腎陽

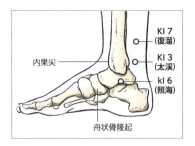

▶図9.5　KI 6（照海）とKI 7（復溜）

KI 27　兪府

Shu Fu
Transport Mansion
(Shu Mansion)

取穴部位：鎖骨下際、前正中線の外方2寸、胸鎖関節の至近（▶図9.6）。

刺入の深さ：直刺2-4㎜

> 注意
> 鍼を深く刺すと気胸の危険がある。

適応症：喘息や胸の痛みを治療する重要経穴

TCMでの主治：胸郭を緩める。

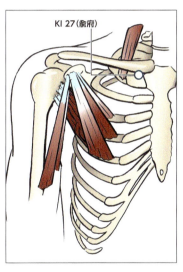

▶図9.6　KI 27（兪府）

10　心包経

▶図10.1

心包経の主要経穴

- PC 3（曲沢）：　局所穴
- PC 6（内関）：　絡穴
　　　　　　　　奇経の陰維脈
　　　　　　　　の八脈交会穴
- PC 7（大陵）：　原穴、
　　　　　　　　瀉穴(子穴)

心包経に関連する経穴

- CV 17（膻中）：　心包の募穴
- BL 14（厥陰兪）：心包の背兪穴

心包経の協調関係

▶図10.2

　上下の協調：心包─肝
　陰陽の協調：心包─三焦

PC 3　曲沢
きょくたく

Qu Ze
Marsh at the Bend
(Crooked Marsh)

取穴部位：肘窩横紋上、上腕二頭筋腱の尺側（▶図10.3）。

刺入の深さ：直刺0.5-1寸

適応症：上顆痛、狭心症、頻脈、パニック発作および不穏状態、発熱および発疹、過多月経

TCMでの主治：
- 熱を冷ます
- 神を落ち着かせる

10 心包経

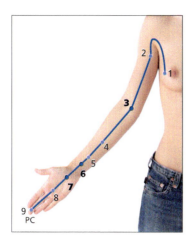

▶図10.1 心包経の主要経穴

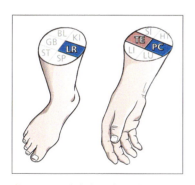

▶図10.2 心包経の強調関係

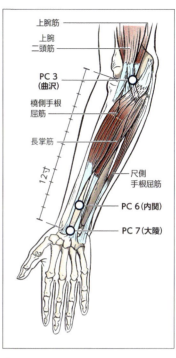

▶図10.3 PC 3（曲沢）、PC 6（内関）、PC 7（大陵）

10 心包経

PC 6 内関 （ないかん）

Nei Guan
Inner Pass
絡穴
奇経の陰維脈の八脈交会穴

取穴部位：手関節掌側横紋の2寸上方、長掌筋腱と橈側手根屈筋腱の間（▶**図10.4**）。

HT 7（神門）で述べたように、橈骨と尺骨にかかり、かつ近位手根骨にもかかる横紋を基準にする。近位手根骨は豆状骨が目印になる。つまり、豆状骨際の横紋を基準にする。

❗ メモ
厳密に取穴するには、TE 5（外関）で述べる「動的触診」法をお勧めする。掌側の手首から皮膚のたるみを橈側手根屈筋と長掌筋の間をたどって近位方向に送っていくと、たるみがたまってPC 6（内関）で停止する。PC 6（内関）はТE5（外関）の反対側の位置にある。

刺入の深さ：直刺0.5寸

適応症：機能的な重要経穴、胸部および上腹部（心窩部）の痛みや疾患に効く名穴。精神面・感情面のバランスを整える（特に不安や動揺）強い作用がある。機能性心疾患、吐き気、嘔吐、しゃっくり。

TCMでの主治：
- 心気と心血を整え、神を落ち着かせる
- 肺気と胃気の気逆を降ろす

PC 7 大陵 （だいりょう）

Da Ling
Great Mound (Big Mound)
原穴
瀉穴（子穴）

取穴部位：手関節掌側横紋の中心、長掌筋腱と橈側手根屈筋腱の間（▶図10.4）。

どの横紋を基準にするかは、p.40のHT 7（神門）を参照。

刺入の深さ：直刺0.3-0.5寸

適応症：手関節障害、前腕の腱付着部症、機能性心疾患、不安や動揺の精神状態

J. Bischko（ビシュコ）：帯状疱疹や書痙の場合に強い鎮痛作用を発揮

TCMでの主治：
- 心を整える
- 神をはっきりさせる

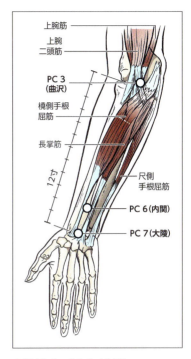

▶図10.4　PC 3（曲沢）、PC 6（内関）、PC 7（大陵）

11　三焦経

三焦経の英語名はTriple Energizer（TE、3E）だが、Triple Warmer、Triple Burner（TB）、Triple Heater（TH）とも呼ばれる。

▶図11.1

三焦経の主要経穴

- TE 3（中渚）：補穴（母穴）
- TE 4（陽池）：原穴
- TE 5（外関）：絡穴
  八脈交会穴
- TE 14（肩髎）：局所穴
- TE 15（天髎）：局所穴
- TE 17（翳風）：局所穴
- TE 21（耳門）：局所穴

三焦経に関連する経穴

- CV 5（石門）：三焦の募穴
- BL 22（三焦兪）：三焦の背兪穴
- BL 39（委陽）：三焦の下合穴

三焦経の協調関係

▶図11.2

　上下の協調：三焦―胆
　陰陽の協調：三焦―心包

TE 3　中渚

Zhong Zhu
Central Islet
補穴（母穴）

取穴部位： 手背の第4中手骨と第5中手骨の間の陥凹部、中手骨の体部と頭部の変わり目近く（▶図11.3）。

刺入の深さ： 近位方向に斜刺0.5-1寸

適応症： 耳疾患の重要経穴、耳鳴り、難聴、めまい、頭痛、上肢の痛みと不全麻痺

TCMでの主治：
- 風を除く
- 熱を冷ます

11 三焦経

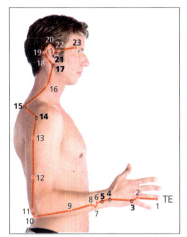

▶図11.1　三焦経の主要経穴

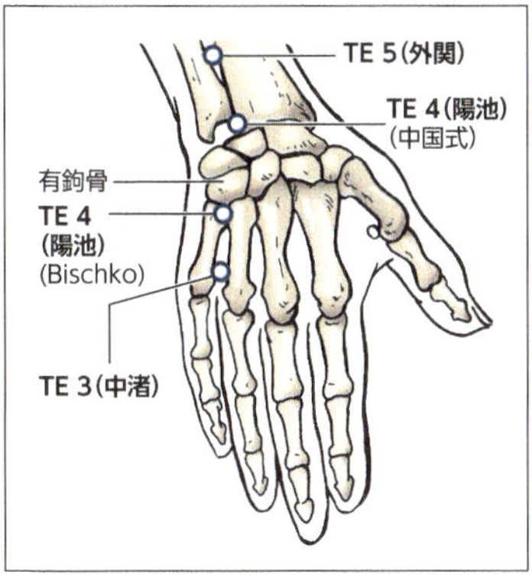

▶図11.3　TE 3（中渚）

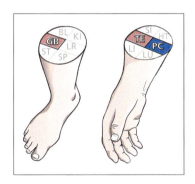

▶図11.2　三焦経の協調関係

TE 4　陽池

Yang Chi
Yang Pool (Active Pond)
原穴

取穴部位：手関節背側横紋（橈骨および尺骨と近位手根骨の間の関節腔）の中心よりわずかに尺側。総指伸筋腱の尺側、小指伸筋腱の橈側に当たる（▶図11.4）。

🚫 メモ
総指伸筋腱は、示指から環指までの3本指でキーボードを叩く動作をすると最も見つけやすい。手関節背側横紋は、手を背屈しないとはっきりわからないことも多い。それでも総指伸筋腱がはっきりしないときは、橈骨および尺骨茎状突起の間で近位方向にわずかにふくらんで走る線上に取る。

J. Bischko（ビシュコ）によれば、TE 4（陽池）はもっと遠位、すなわち第4・第5中手骨と有鉤骨の間の関節腔に取る。この穴位は、押すとしばしば中国式TE 4（陽池）よりもはるかに敏感にひびく。迷うときは、押して敏感にひびくほうで決める。

刺入の深さ：直刺約0.3寸

適応症：手関節障害、上肢の痛みと不全麻痺

H. Schmidt（シュミット）：左手TE 4（陽池）の灸は、特に下腹部の臓器に対する総合的な刺激作用がある。

J. Bischko：群発（血管運動性）頭痛の会穴

TCMでの主治：三焦経の滞りを除く。

TE 5　外関

Wai Guan
Outer Pass
絡穴
奇経の陽維脈の八脈交会穴

取穴部位：TE 4（陽池）の2寸上方、TE 4（陽池）と肘頭先端を結ぶ線上（▶図11.4）。TE 4（陽池）は手関節背側横紋の中心よりわずかに尺側、このページのTE 4（陽池）を参照。

🌿 アドバイス
TE 4（陽池）は前腕の橈骨と尺骨の間、TE 5（外関）と肘頭先端を結ぶ線上にある。この接続線は、前腕を回外した状態（▶図11.4の手背から見た図のように）では、前腕の伸筋側のほぼ中心を通る。しかし、患者を仰向けに寝かせて施術するときは、前腕が回

内するのが普通である。この状態では、接続線は、肘頭に向かう正中線より明らかに尺側を通ることになるので、TE 4（陽池）と橈骨頭を結ぶ線を取穴の基準にする。TE 5（外関）はこの線のすぐ尺側になる。

❗ メモ
TE 5（外関）は「動的触診」法のほうが速やかに取穴できる。手関節背側横紋から橈骨と尺骨の間を近位方向に示指をすべらせていくと、皮膚のたるみがたまってTE 5（外関）で指が停止する。TE 5（外関）はPC 6（内関）のほぼ反対側の位置にある。

刺入の深さ：直刺または近位方向に斜刺0.5-1寸

適応症：頭痛、頸椎症候群、耳鳴り、手関節障害、難聴。天候変化に敏感な場合の主要経穴、上肢の痛みと不全麻痺、熱を伴う風邪、湿疹。

　J. Bischko（ビシュコ）：リウマチ性疾患の会穴

TCMでの主治：
- 風を除く
- 熱を冷ます

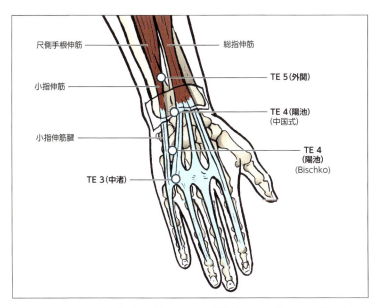

▶ **図11.4**　TE 4（陽池）(Bischko)、TE 4（陽池）（中国式）、TE 5（外関）

11　三焦経

TE 14　肩髎 <ruby>けんりょう</ruby>

Jian Liao
Shoulder Bone-Hole

取穴部位：腕を水平まで外転させるとできる肩後方の陥凹部、肩峰角と上腕骨大結節の間の陥凹部（▶図11.5）。

刺入の深さ：直刺または遠位方向に斜刺0.5-1.5寸

❗ メモ
TE 14（肩髎）は、三角筋の肩峰部と肩甲棘部の境目にある。筋肉の発達した人ならば、三角筋の構成要素（鎖骨部、肩峰部、肩甲棘部）がくっきりしており、筋肉の溝もわかりやすい。TE 14（肩髎）は、後方の溝の頭側端、肩峰の背側極の尾側にある。肩峰の背側極は、すぐに触知できる肩甲棘を外側に向かってたどると見つかる。

刺入の深さ：直刺または遠位方向に斜刺0.5-1.5寸

適応症：肩部の痛み。重要な局所穴。

TCMでの主治：三焦経の滞りを除く。

TE 15　天髎 <ruby>てんりょう</ruby>

Tian Liao
Celestial Bone-Hole
(Celestial Crevice)

取穴部位：GB 21（肩井）の1寸下方、GB 21（肩井）とSI 13（曲垣）の中間、肩甲骨上角（▶図11.6）。
　GB 21（肩井）：第7頸椎（C7）の棘突起下縁と肩峰の中間にある。
　SI 13（曲垣）：第2胸椎（T2）の棘突起下縁とSI 10（臑兪）の中間（▶図7.6）、後腋窩ヒダの延長上、肩甲棘のすぐ上にある。

刺入の深さ：直刺0.5-0.8寸

┌─ 注意 ──────────
│ 気胸の危険
└────────────

❗ メモ
第7頸椎（C7）の位置の定め方はp.94のGB 21（肩井）を参照。

適応症：頭痛、頸椎症候群、斜頸、天候変化に敏感
　J. Bischko（ビシュコ）：腕の会穴

TCMでの主治：三焦経の滞りを除く。

11 三焦経

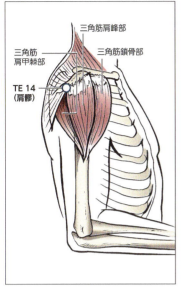

▶図11.5 TE 14（肩髎）

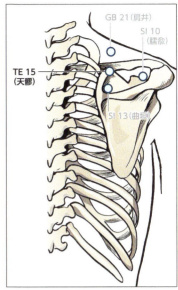

▶図11.6 TE 15（天髎）

TE 17 翳風

えいふう

Yi Feng
Wind Screen (Shielding Wind)

取穴部位：耳垂の後方、下顎骨と乳様突起の間（▶図11.7）。

🔧 アドバイス

TE 17（翳風）は、茎乳突孔から出る顔面神経に近接している。鍼を深く刺すと、神経に刺さる危険がある

刺入の深さ：直刺または前に向けて斜刺0.5-1.5寸

❗ メモ

鍼先が環椎の横突起に近接することになる。この横突起は下顎骨と乳様突起の間にあり、通常はすぐに触知できる。TE 17（翳風）が上頭関節に作用する理由はこの位置関係にある（適応症を参照）。さらに、この穴位は椎骨動脈にも近い。前に向けて刺すのは、そのためである。

適応症：耳鳴り、難聴、頭痛、三叉神経痛、顔面神経痛、顔面不全麻痺、鎮痙（痙攣の鎮静・抑制）。

上頭関節（環椎後頭関節）は、全身の筋緊張（トーヌス）に作用し、末梢の平衡器官として重要な役割を果たしている。

TCMでの主治：
- 風を除く
- 熱を冷ます

TE 21 耳門

じもん

Er Men
Ear Gate (Ear Door)

取穴部位：SI 19（聴宮）の上方、耳前切痕と同じ高さ、下顎骨関節突起の上後縁（▶図11.7、▶図11.8）。

刺入の深さ：直刺または下方に向けて横刺0.5寸

❗ メモ

やや口を開いて鍼を刺す。こうすれば、顎関節がやや前方に動くので、顎関節に鍼を刺す危険がない（刺入の深さは約0.5寸）。鍼を刺入してから口を閉じる。SI 19（聴宮）とGB 2（聴会）に向けて横刺も可。鍼を多少深く刺すと、この2点も刺激を受け、TE 21（耳門）の効果が高まる（SI 19〈聴宮〉・GB 2〈聴会〉・TE 21〈耳門〉の適応症は同じ）。

11 三焦経

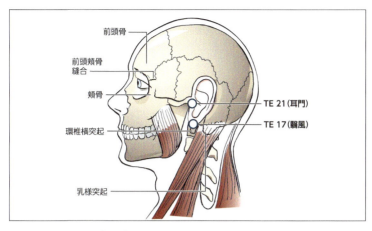

▶図11.7　TE 17（翳風）

🔰 アドバイス
TE 21（耳門）は浅側頭動脈に近接しているが、刺入前に拍動に触れて確認すれば、誤刺は避けられる。

刺入の深さ：直刺または下方に向けて横刺 0.5 寸

適応症：耳疾患、ナソロジー的異常、歯痛、頭痛

TCMでの主治：
- 耳を養生する
- 聴力を増進する
- 風を除く

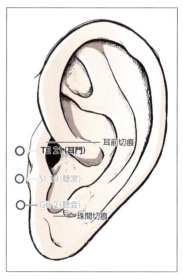

▶図11.8　TE 21（耳門）

12　胆 経

▶図12.1、▶図12.2

胆経の主要経穴

- GB 2（聴会）：　局所穴
- GB 8（率谷）：　局所穴
- GB 14（陽白）：　局所穴
- GB 20（風池）：　風証に対する
　　　　　　　　　　広範な調節作
　　　　　　　　　　用のある経穴
- GB 21（肩井）：　局所穴
- GB 30（環跳）：　局所穴
- GB 34（陽陵泉）：胆の下合穴、
　　　　　　　　　　筋と腱の会穴
- GB 39（懸鍾）：　髄会穴
- GB 41（足臨泣）：奇経の帯脈の
　　　　　　　　　　八脈交会穴

胆経に関連する経穴

- GB 24（日月）：　胆の募穴
- BL 19（胆兪）：　胆の背兪穴
- GB 34（陽陵泉）：胆の下合穴

胆経の協調関係

▶図12.3

上下の協調：三焦―胆
陰陽の協調：胆―肝

12 胆経

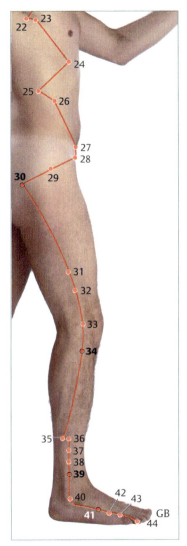

▶図12.1 胆経の主要経穴(1)

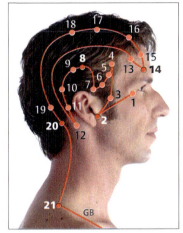

▶図12.2 胆経の主要経穴(2)

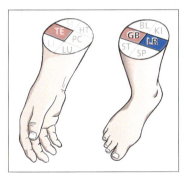

▶図12.3 胆経の協調関係

GB 2　聴会

Ting Hui
Auditory Convergence
(Listening Convergence)

取穴部位：珠間切痕の前、SI 19（聴宮）（やや口を開いたときに耳珠前にできる陥凹部）の真下、下顎骨関節突起後縁の後ろ（▶**図12.4**）。

🚫 メモ

やや口を開いて鍼を刺す。こうすれば、顎関節がやや前方に動くので、顎関節に鍼を刺す危険がない（刺入の深さは約0.5寸）。鍼を刺入してから口を閉じる。耳疾患の場合、同じ鍼でTE 21（耳門）・SI 19（聴宮）・GB 2（聴会）を一度に刺すことができる。そのためには、GB 2（聴会）に届くまで下方に向けて横刺（皮下刺）する。

🐾 アドバイス

GB 2（聴会）は浅側頭動脈に近接しているが、刺入前に拍動に触れて確認すれば、誤刺は避けられる。

刺入の深さ : 直刺0.5-1寸（左記の「メモ」も参照）

適応症：ナソロジー的異常、耳疾患、偏頭痛、耳鳴り、歯痛

TCMでの主治：

● 耳を開く
● 風を除く

12 胆経

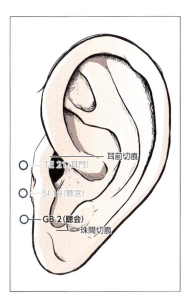

▶図 12.4　GB 2（聴会）

GB 8 　率谷

そっこく

Shuai Gu
Valley Lead
(Following the Valley)

取穴部位：耳尖の直上、髪際の上方1.5寸（▶図12.5）。

刺入の深さ：痛みのある部位に向けて斜刺0.3-0.5寸

適応症：頭頂部および側頭部頭痛

　J. Bischko（ビシュコ）：左右のGB8（率谷）とGV 20（百会）に刺鍼すると、頭を水平に通る流れが起き、垂直の流れは次の配穴で促される：PdM（Point de Merveille、Ex-HN3〈印堂〉とも呼ばれる）、GV 16（風府、督脈16）およびGV 20（百会、督脈20）

TCMでの主治：耳を養生する。

GB 14 　陽白

ようはく

Yang Bai
Yang White

取穴部位：眉毛中央の1寸上、まっすぐ前を見た状態で瞳孔の真上（▶図12.6）。

眉毛中央と前髪際の距離は3寸である。したがって、GB 14（陽白）はこの距離の下1/3の位置にある。

❗ メモ
脱毛によって本来の前髪際が不明な場合、顔をしかめて、額のしわとの境界を見分ければわかる。

刺入の深さ：痛みのある部位（機能障害のある部位）に向けて横刺0.3-0.5寸

適応症：頭痛、三叉神経痛、副鼻腔炎、視覚障害

　GB 14（陽白）は、胆嚢部に病状がある場合、圧刺激に特に敏感である（顕著なトリガーポイント）。

　GB 14（陽白）とGB 20（風池）の組み合わせは、前後の協調の意味で頭部の流れを改善する。

　J. Bischko（ビシュコ）：胆嚢疾患を検査する経穴

TCMでの主治：目を養生する。

12 胆経

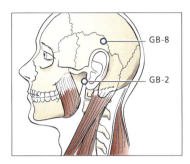

▶**図12.5** GB 2（聴会）とGB 8（率谷）

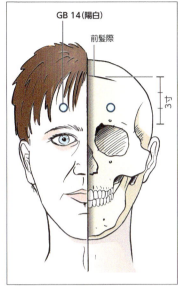

▶**図12.6** GB 14（陽白）

GB 20 風池
ふうち

Feng Chi
Wind Pool

取穴部位 ： 後頭下縁、胸鎖乳突筋と僧帽筋の付着部間の陥凹部（▶図12.7）。

環椎横突起の部位で後頭と環椎（上頭関節）の中間の高さに鍼を刺す。鍼はまず頭板状筋を、次に頭半棘筋を通過し、上頭斜筋と下頭斜筋の近くまで達する。

刺入の深さ ： 対側の眼窩または対側の上顎切歯部に向けて（頭部の位置による）約1寸

⚠ メモ
椎骨動脈は4cm（それ以上のことも多い）というかなり深い位置にある。GB 20（風池）には通常、深く鍼を刺すが、それは浅いと得気が生じないことが多いからである。ただし、痩せた患者の場合、刺入の深さは2cmを越えないようにすべきである。

適応症 ： 部位や程度は問わず、風に類似の症状（つまり急性）のあらゆる疾患（例 ： 頸椎症候群、顔面不全麻痺、耳鳴り、結膜炎、アレルギー、インフルエンザまたはインフルエンザ様の感染症）。

J. Bischko（ビシュコ） ： 風証の会穴、交感神経系の会穴、交感神経系の過剰反応が見られるあらゆる症例に使用（高血圧、耳鳴り、めまい、自律神経失調症、インフルエンザほかの感染症、偏頭痛）、偏頭痛、緊張性頭痛、月経前症候群、月経困難症などの身体の緊張（全身の筋緊張に作用）、さらに、めまいおよび平衡失調（平衡調節）。

副交感神経系の会穴（J. Bischko）であるBL 10（天柱）と組み合わせて刺鍼されることもよくある。

頭部関節の阻害にも、頭部関節にある頸筋の緊張にもGB 20（風池）が積極的に作用する理由は、その穴位にある。反射によって、頭部関節から出る求心性神経が以下に対して作用する。

● 自律調節（自律中枢との神経接続がある）

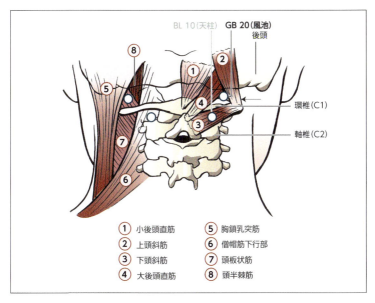

▶ **図 12.7** GB 20（風池）

- 全身の筋緊張（トーヌス）（全身のトーヌスを制御するガンマ系に作用することによって）
- 平衡調節（特に頸椎上部は重要な末梢平衡器官）

TCMでの主治：
- 風と熱を除く
- 肝陽の上昇を鎮める
- 神をはっきりさせ、感覚器官を開く

ここであげた効能の多くは頭部関節の経穴によって論理的に説明がつく。またJ. Bischkoによる「交感神経系の会穴」という用語は、それを西洋医学の見地から説明したものということになる（BL 10〈天柱〉も参照）。

12　胆経

GB 21　肩井 <ruby>肩井<rt>けんせい</rt></ruby>

Jian Jing
Shoulder Well

取穴部位：肩峰外縁と第7頸椎棘突起を結ぶ線の中心、乳頭線を背側に延長した垂線上（▶図12.8）。

！ メモ
第7頸椎（C7）の位置の定め方：C7の棘突起は、頭を後屈したときに腹側にすべらない最初の頸椎である。触診するときは、まず頭を前屈させて最も突出している棘突起（おそらくC7）を探し、指先でマークするとよい。頭を後屈させても指の位置が変わらなければ、それはC7の棘突起である。指が腹側にすべれば、それはC6の棘突起である。2本指で調べることもできる。1本を推定されるC6棘突起に当て、もう1本をC7棘突起に当てる。頭を後屈させると、上の棘突起が腹側にすべり、2つの棘突起が互いに接近するのがわかるはずだ。

刺入の深さ：皮膚表面に垂直に、またはドライニードリング法（薬液を注入しない注射）で0.5-1寸

> **注意**
> 鍼を深く刺すと、第1肋間腔（ICS 1）に気胸を起こす危険がある。

適応症：肩と首の痛み、頭痛、出産促進、胎盤残留、授乳困難、乳腺炎
　GB 21（肩井）は好発するトリガーポイントに一致する。

TCMでの主治：
● 胆経の滞りを除く
● 靭帯と腱を緩める

GB 30　環跳 <ruby>環跳<rt>かんちょう</rt></ruby>

Huan Tiao
Jumping Round
(Circular Jump)

取穴部位：股関節の外側、大転子頂点と仙骨裂孔を結ぶ線上の大転子頂点から1/3の位置（▶図12.9）。中国では、この経穴は常に患者を側臥位にして刺鍼する。施術する側の股関節と膝を曲げ、下になっている脚は伸ばす。この姿勢にすると坐骨神経を傷つけるのを防げる。

12 胆経

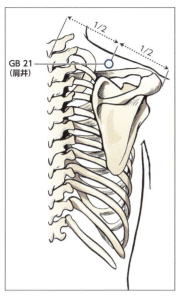

刺入の深さ：直刺1.5-3寸

適応症：腰痛、腰痛坐骨神経痛症候群。神経痛様の症状と下肢の不全麻痺、股関節痛。

TCMでの主治：胆経の滞りを除く。

▶図12.8　GB 21（肩井）

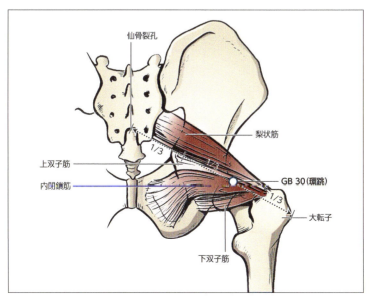

▶図12.9　GB 30（環跳）

12 胆経

GB 34 　陽陵泉
ようりょうせん

Yang Ling Quan
Yang Mound Spring
胆の下合穴
筋と腱の会穴

取穴部位：腓骨頭の前下方の陥凹部
（▶図12.10）。

❗ メモ
この経穴を見つけるには、まずズボンの縫い目があたる部位に腓骨頭を探すとよい。次に示指と中指で腓骨頭をはさみ、両指を下にすべらせる。示指の下、腓骨頭の前下際がGB 34（陽陵泉）になる。鍼は骨間膜に向けて、つまり、脛骨と腓骨の間に刺す。膝を曲げた状態では、腓骨頭に向けて走る、はっきり触知できる大腿二頭筋腱に沿って腓骨頭を探す。

⚡ アドバイス
GB 34（陽陵泉）に鍼を刺すと、深腓骨神経の深線維を刺激するかもしれない。高い位置にあれば総腓骨神経に刺さる可能性もある。

刺入の深さ：脛骨と腓骨の間の骨間膜に向けて斜刺1-2寸

適応症：筋肉痛、膝痛、股関節痛、下肢の痛みと不全麻痺、耳鳴り、頭痛、高血圧

TCMでの主治：
- 腱と関節を養生する
- 肝気を整える

GB 39 　懸鍾
けんしょう

Xuan Zhong
Suspended Bell
足三陽経の経穴
髄会穴

取穴部位：腓骨前縁、外果頂点の3寸上（▶図12.11）。中国の文献（Chinese Acupuncture and Moxibustion）では、腓骨後縁としている場合がある。どちらにするかは、押したときの敏感さで決める。

刺入の深さ：直刺0.5-2寸

適応症：急性斜頸、頭痛（実証）、頸椎症候群

12 胆経

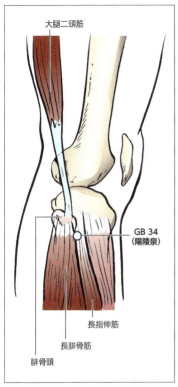

▶図12.10　GB 34（陽陵泉）

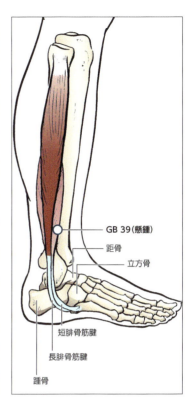

▶図12.11　GB 39（懸鍾）

> **メモ**
> 足三陽経の絡穴として、GB 39（懸鍾）は3経全部の障害に作用する。このため、前屈、後屈、側万屈、回旋が組み合わさった障害に特に効果があり、たとえば、急性斜頸や肋間神経痛に威力を発揮する。

TCMでの主治：
- 精を養生する
- 髄を養う

GB 41　足臨泣

あしりんきゅう

Zu Lin Qi
Foot Overlooking Tears
(Above Tears)
奇経の帯脈の八脈交会穴

取穴部位 ： 第4および第5中足骨底
接合部の遠位、小指に向かう長指伸
筋腱の外側（▶**図12.12**）。

❗ メモ
この経穴を見つけるには、足の外側
面から探すのが最も正確な方法であ
る。はっきり触知できる第5中足骨
底部から始め、第5中足骨の体部と
底部の変わり目の遠位に触れる。こ
こから内側に入り、第4指と第5指
の間の延長線に沿って触れていく。
GB 41（足臨泣）ならば、押すとはっ
きり刺激を感じる。

刺入の深さ： 直刺0.3-0.5寸

適応症 ： 偏頭痛、関節障害、頭部・
胸部・腹部の外側部の痛み、乳腺炎、
腰痛坐骨神経痛症候群

TCMでの主治：
- 肝気の流れを整える
- 熱と湿を除く

12 胆経

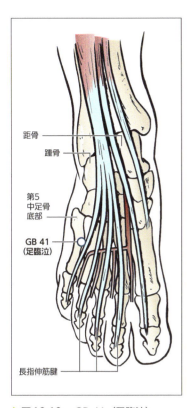

▶図12.12　GB 41（足臨泣）

13　肝経

▶図13.1

肝経の主要経穴

- LR 2（行間）：　瀉穴（子穴）
- LR 3（太衝）：　原穴
- LR 13（章門）：　脾の募穴
　　　　　　　　　　臓会穴
- LR 14（期門）：　肝の募穴

肝経に関連する経穴

- LR 14（期門）：　肝の募穴
- BL 18（肝兪）：　肝の背兪穴

肝経の協調関係

▶図13.2

　上下の協調：心包—肝
　陰陽の協調：肝—胆

LR 2　行間

Xing Jian
Moving Between (Between Columns)
瀉穴（子穴）

取穴部位：第1指と第2指の趾間みずかきの近位（▶図13.3）。

刺入の深さ：直刺 0.5-1 寸

適応症：痙攣性の痛み（特に婦人科領域）、頭痛、緑内障、下肢の痛みと不全麻痺、胸痛、めまい、耳鳴り、不眠症

TCMでの主治：
- 熱を冷まし、火を排出する（急性の実証）
- 血熱を冷ます

LR 3　太衝

Tai Chong
Supreme Surge (Great Rush)
原穴

取穴部位：第1および第2中足骨間、中足骨底接合部遠位の陥凹部（▶図13.3）。

刺入の深さ：直刺 0.5-1 寸、やや近位方向に

適応症：鎮痙作用（しばしばLR 2〈行

13 肝経

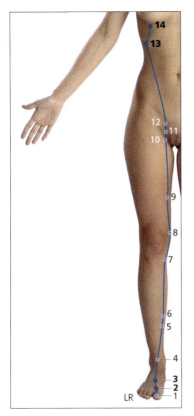

▶**図13.1** 肝経の主要経穴

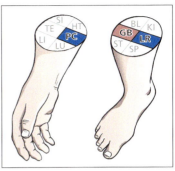

▶**図13.2** 肝経の協調関係

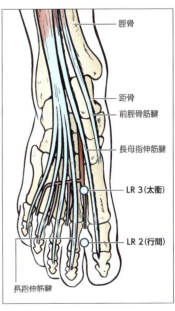

▶**図13.3** LR 2(行間)とLR 3(太衝)

間〉と組み合わせる)、頭痛、便秘、下痢、肝臓および胆嚢疾患、泌尿生殖器の重要な遠位穴、高血圧、めまい、眼疾患

TCMでの主治:

- 肝気と血瘀を整える
- 肝と胆の熱を冷ます
- 神を落ち着かせる

13 肝経

LR 13　章門
しょうもん

Zhang Men
Camphorwood Gate
(Bright Door)
脾の募穴
臓会穴

取穴部位 ： 第11肋骨端下縁（▶図 13.4）。

刺入の深さ： 斜刺0.5寸

適応症 ： 肝臓および胆嚢疾患、消化不良、代謝障害、嘔吐

TCMでの主治： 脾を補う。

LR 14　期門
きもん

Qi Men
Cycle Gate (Cycle Door)
肝の募穴

取穴部位 ： 第6肋間腔（ICS 6）、前正中線の外方4寸（▶図13.4）。

！ メモ
ICSの位置を定めるには ：胸骨柄と胸骨体の変わり目ははっきり触知できる。その外側が第2肋骨、その下がICS 2になる。

刺入の深さ： 肋骨に沿って斜刺0.5寸

適応症 ： 肝臓疾患、消化不良、肋間神経痛、めまい

TCMでの主治： 肝機能を調える。

13 肝経

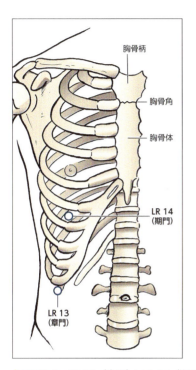

▶図13.4　LR 13（章門）とLR 14（期門）

14　任脈

▶図14.1

任脈の主要経穴

- CV 3（中極）： 膀胱の募穴
- CV 4（関元）： 小腸の募穴
- CV 6（気海）： 総合的な補穴
- CV 8（神闕）： 総合的な補穴
- CV 12（中脘）：胃の募穴
　　　　　　　　腑会穴
　　　　　　　　中焦の募穴
- CV 17（膻中）：心包の募穴
　　　　　　　　気会穴
　　　　　　　　上焦の募穴
- CV 22（天突）：局所穴
- CV 24（承漿）：局所穴

任脈に関連する経穴

- LU 7（列欠）： 任脈の
　　　　　　　　八脈交会穴

CV 3　中極

Zhong Ji
Central Pole
(Middle Extreme)
膀胱の募穴

取穴部位：恥骨結合上縁の中心から上方に1寸（▶図14.2）。

🗅 メモ

腹部を寸で測定する場合、恥骨結合上縁と臍の距離—5寸—を指標にすることが重要である。これは、通常の母指同身寸では無視されてしまう腹囲の個人差を考慮する唯一の方法である。

刺入の深さ：直刺1-1.5寸

適応症：泌尿生殖器疾患、失禁、月経障害（月経困難症、無月経、月経不順など）、女性不妊、帯下、分娩後出血、後陣痛、外性器の痛みやかゆみ、勃起障害、早漏

TCMでの主治：腎と膀胱を整え、養う。

14 任脈

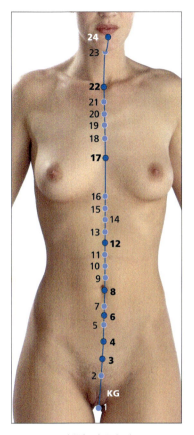

▶図14.1　任脈の主要経穴

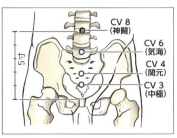

▶図14.2　CV 3（中極）

14 任脈

CV 4 関元 かんげん

Guan Yuan
Pass Head (Energy Pass)
小腸の募穴

取穴部位：恥骨結合上縁の中心から上方に2寸（正確な取穴法については、p.104のCV 3〈中極〉を参照）（▶**図14.3**）。

! メモ
CV 4（関元）は、足三陰経の内分枝が合流するところとされている。そのため、SP 6（三陰交）（足三陰経の経脈が体表で合流するところ）同様に、婦人科や泌尿生殖器の疾患に幅広い効果がある。

刺入の深さ：直刺1-1.5寸

適応症：泌尿生殖器や婦人科の疾患に効く名穴。精神的および肉体的疲労の場合の重要な補穴（母穴）。腹部疾患、持続性分娩後出血。
　König（ケーニヒ）およびWancura（ヴァンクーラ）：CV 4（関元）＋SP 6（三陰交）は泌尿生殖器疾患の基本配穴

TCMでの主治：
● 以下を補い、養う：
　－腎と元気
　－血、陰、精

CV 6 気海 きかい

Qi Hai
Sea of Qi (Energy Sea)

取穴部位：臍下1.5寸（正確な取穴法については、p.104のCV 3〈中極〉を参照）（▶**図14.3**）。

刺入の深さ：直刺1-1.5寸

適応症：精神的および肉体的疲労の場合に効く有名な補穴（母穴）。しばしば灸が併用される。疲労、循環調節障害、勃起障害。

TCMでの主治：
● 気と陽を補い、養う（特に灸の併用で）
● 気を整え、血流を調和させる

CV 8 神闕 しんけつ

Shen Que
Spirit Gate Tower (Navel)

取穴部位：臍の中央（▶**図14.4**）。

! メモ
疲労全般にエネルギーを補うには、もぐさ、生姜、塩（陽の3物質）で臍に灸をするという方法がある。

適応症：禁鍼穴！　総合的な補法には灸がよく用いられる。

TCMでの主治：気と陽を補い、養う（灸を用いて）。

CV 12　中脘

Zhong wan
Central Stomach Duct
(Center of Power)
胃の募穴
腑会穴
中焦の募穴

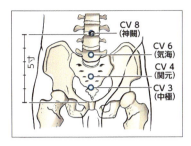

▶図14.3　CV 4（関元）と CV 6（気海）

取穴部位：剣状突起先端と臍を結ぶ線の中心（▶図14.4）。

🛈 メモ
上腹部の場合、剣状突起先端（肋骨弓の交差する部位）と臍の距離—8寸—を上腹部の経穴の指標にすることが重要である。これが腹囲の個人差を考慮する唯一の方法である。

刺入の深さ：直刺1-1.5寸

適応症：あらゆる胃腸疾患に効く名穴。胃炎、胃および十二指腸潰瘍、腹張、ロエムヘルド症候群（胃心臓症候群）、吐き気、嘔吐、しゃっくり、不眠症

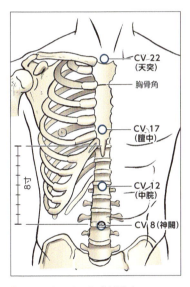

▶図14.4　CV 8（神闕）と CV 12（中脘）

TCMでの主治：
- 胃気と脾気を補い、養う
- 胃の気滞を除く

CV 17 　膻中

だんちゅう

Dan Zhong

Chest Center

(Sea of Tranquility)

心包の募穴

気会穴

上焦の募穴

取穴部位： 前正中線上、第4肋間腔
（ICS 4）と同じ高さ（▶図14.5）。

! メモ

胸骨柄上縁と剣状突起先端の距離は
9寸である。ただし、胸郭腹側では、
通常は肋間腔を定めて取穴する。

刺入の深さ： 剣状突起先端に向けて
下方に、または乳頭に向けて外側方向
に横刺0.3-0.5寸

! メモ

CV 17（膻中）の部位の骨層板が先
天的にとても薄い人がいる（胚発生
期に胸骨形成が妨げられたことによ
り）。小孔があることさえあり、心臓
に鍼を刺す危険がある。およそ人口
の8-10%に顕著な胸骨孔が見られ、
触診しても骨層板や結合組織膜が薄
いことがはっきりしない場合もある。
皮膚表面と胸骨背面の距離は、わず
か12-22㎜である。死亡例も報告さ
れている。したがって、鍼は厳密に
横刺しなければならない。ICS 4を

定めるには、まず胸骨柄と胸骨体の
はっきり触知できる変わり目である
胸骨角を探すとよい。その外側にあ
るのが第2肋骨、その下方がICS 2
である。

適応症： 急性および慢性の呼吸困難
に効く名穴。気管支喘息、気管支炎、
呼吸困難、胸痛、機能性心疾患、胸
部の締めつけ感。

TCMでの主治：

- 気を整え、胸を開く
- 肺と胃の気逆の下降を促す
- 気、特に胸部の呼吸の気を強くする

CV 22 　天突

てんとつ

Tian Tu

Celestial Chimney

(Sky Prominence)

取穴部位： 前正中線上、頸窩の中央
（▶図14.5）。

刺入法： 中国の文献によれば、急性
の喘息発作の場合、胸骨背面に向け
て深く斜刺する。

刺入の深さ： 胸骨背面に向けて斜刺
0.5-1寸

適応症：気管支喘息、しゃっくり、球感
覚（のどの異物感）、嗄声（しわがれ声）

14 任脈

> **注意**
> 刺鍼が深すぎる場合や感染がある場合、結合組織に相互に連絡する間隙があるため縦隔炎の危険がある。

TCMでの主治：
- 声を強くする
- 肺気逆の下降を促す

CV 24 　承漿 (しょうしょう)

Cheng Jiang
Sauce Receptacle
(Receiving Saliva)

取穴部位：下顎正中線上、オトガイ唇溝中央部の陥凹部(▶図14.6)。

🛈 メモ
過剰な咽頭反射（内視鏡検査や歯型をとる場合）を抑制するために鍼を施術するならば、事前にきわめて短い鍼を使うことをお勧めする。鍼柄（竜頭）が曲がってしまったら、検査中そのままにしておいてよい。

刺入の深さ：直刺0.2-0.3寸

適応症：顔面痛、歯痛、顔面不全麻痺、三叉神経痛、唾液分泌亢進、顔面痙攣、内視鏡検査や歯科治療（型をとるとき）の場合に咽頭反射を抑制

TCMでの主治：外風と内風を除く。

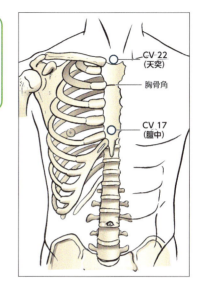

▶**図14.5** CV 17（膻中）とCV 22（天突）

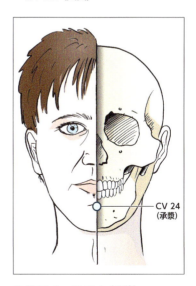

▶**図14.6** CV24（承漿）

15 督脈

督脈の主要経穴

▶図15.1、▶図15.2

- GV 4（命門）： 総合的な補穴
  （母穴）
- GV 14（大椎）： 全陽経の交会穴
- GV 15（瘂門）： 局所穴
- GV 16（風府）： 局所穴
- GV 20（百会）： 全身作用のある
  局所穴
- GV 26（水溝）： 局所穴、救急穴

督脈に関連する経穴

- SI 3（後渓）： 督脈の八脈交会穴

GV 4　命門
めいもん

Ming Men
Life Gate

取穴部位：第2腰椎棘突起下方の陥凹部（▶図15.3）。
　GV 4（命門）はBL 23（腎兪）と同じ高さにある。腎経の内分枝がここで合流する。したがってGV 4（命門）はBL 23（腎兪）の効果を高める

❗ 補足情報
めったにないことだが、上方に向けて極端に深く刺した結果、脊髄を損傷した症例が報告されている文献がある。したがって、上方に向けて刺す場合は1寸を超えないようにするか、垂直またはやや下方に向けて刺すべきである。

適応症：陽、特に腎陽を補う名穴。腰痛、泌尿生殖器疾患、性機能障害、耳鳴り、頭痛。

❗ メモ
GV 4（命門）もBL 23（腎兪）も腎と膀胱の機能不全を補う作用があり、寒・虚弱・虚の病症がある患者に適応する。この「腰痛に効く背面の補法線」に鍼または灸を施すのは、併発腰痛の場合にお勧めする。適切であれば（押すと敏感に反応する場合）、BL 52（志室）（BL 23の1.5寸外側）の鍼または灸も選択する。BL 23（腎兪）とBL 52（志室）に鍼を施す代わりに、温灸器または自動加熱のにおいのない温熱プレートを用いてもよい。

刺入の深さ：直刺、または下方に向けて斜刺0.5-1寸

適応症：陽、特に腎陽を補う名穴。腰痛、泌尿生殖器疾患、性機能障害、耳鳴り、頭痛。

15 督脈

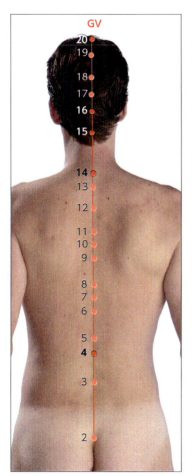

▶図15.1 督脈の主要経穴(1)

TCMでの主治：
- 以下を補い、養う：
  - 腎機能の巡りと元気
  - 血、陰、精

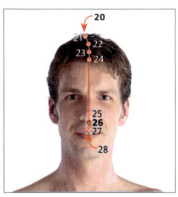

▶図15.2 督脈の主要経穴(2)

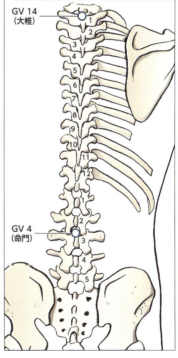

▶図15.3 GV 4（命門）

GV 14　大椎
だいつい

Da Zhui
Great Hammer

取穴部位：第7頸椎棘突起下方の陥凹部（▶**図15.4**）。

！ メモ
第7頸椎（C7）棘突起の見つけ方：C6とは異なり、C7は頭を後に倒しても前方にすべらない。C7かどうか調べるには、まず予想をつけてC6とC7の棘突起に中指と示指を当てる。指の位置が正しければ、頭を後ろに倒すと、上の棘突起が腹側にすべり、両指が接近する。

刺入の深さ：直刺0.5-1寸

適応症：頭痛、免疫調節作用、熱、完全麻痺、耳鳴り

　J.Bischko（ビシュコ）：六腑につながる交会穴（組み合わせる経穴が周囲に放射線状に位置するため、GV 14〈大椎〉は「スパイダー（蜘蛛）」）とも呼ばれる）。

　GV 14（大椎）は全陽経に作用する。頭痛や首の痛みの場合に迅速に配穴するには、GV 14（大椎）を中心にした「スパイダー」の主要経穴を触診する。

！ メモ
「スパイダー」の全穴に刺鍼するので

はない。押すと特に敏感に反応するもののみを選ぶ。

TCMでの主治：
● 熱を冷ます
● 陽と衛気を補い、養う

GV 15　瘂門
あもん

Ya Men
Mute's Gate (Dumb Gate)

取穴部位：第2頸椎棘突起上方の陥凹部、BL 10（天柱）と同じ高さ、後髪際を0.5寸入る（▶**図15.5**）。

！ メモ
GV 15（瘂門）とGV 16（風府）の両方に刺鍼する場合：頭を少し前に傾けて、やや下方に向けて鍼を刺す。鍼先は項靭帯に置かなければならない。刺激しないこと。GV 16（風府）に深く刺しすぎると、小脳延髄槽に刺さる危険がある。

刺入の深さ：やや下方に向けて0.5寸

適応症：言語障害、特に子どもの場合に効く名穴。失語症、言語障害全般、癲癇、脳卒中、頸椎症候群、首の硬直、後頭痛。
てんかん

TCMでの主治：五感と神を強くする。

15 督脈

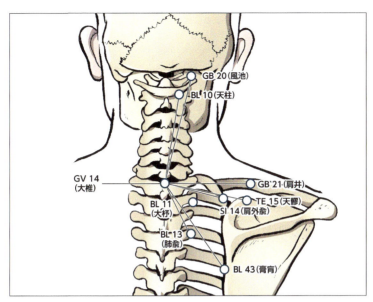

▶図15.4　GV 14（大椎）

GV 16　風府 (ふうふ)

Feng Fu
Wind Mansion
(Windy Mansion)

取穴部位：外後頭隆起の下、GB 20（風池）と同じ高さ（▶図15.5）。

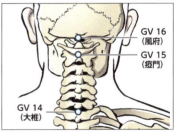

▶図15.5　GV 15（瘂門）と GV 16（風府）

🛈 メモ
p.112のGV 15（瘂門）参照。

刺入の深さ：やや下方に向けて0.5寸（p.112のGV 15〈瘂門〉参照）

適応症：頭痛、頭部の縦の流れを促す（Ex-HN 1〈四神聡〉との組み合わせで）、耳鳴り、精神錯乱。内風および外風の疾患に効く名穴。めまい、鼻炎、副鼻腔炎。

TCMでの主治：外風と内風を追い出す。

15 督脈

GV 20 百会
ひゃくえ

Bai Hui
Hundred Convergences

取穴部位：頭部正中線上を前髪際から5寸入り、左右の耳尖を結ぶ線と交わる点。ドイツ語文献では、しばしば耳軸（▶図15.6）を耳尖と左右耳尖を結ぶ線の指針にしている。

刺入の深さ：前または後ろに向けて横刺0.5寸

適応症：重要な瀉穴。精神・感情の調和、頭痛、不眠症、めまい、不安症状（LI 4〈合谷〉とST3 6〈足三里〉に次ぐ常用穴の1つ）。

TCMでの主治：
- 内風を落ち着かせる
- 神を調和させ、落ち着かせる

GV 26 水溝
すいこう

Shui Gou
Water Trough
別称：人中（じんちゅう／にんちゅう）
Middle of Person
(Middle of Man)

取穴部位：前正中線上の人中、鼻と唇上縁を結ぶ線を三等分し鼻側1/3（▶図15.7）。

刺入の深さ：上方に向けて斜刺0.5寸

適応症：卒倒、癲癇発作、急性腰痛
てんかん

❗ メモ
緊急時（鍼がない場合）には、鼻下を母指でしっかり指圧するとよい。

TCMでの主治：五感を強くする。

15 督脈

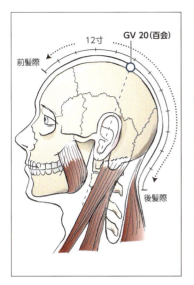

▶図15.6　GV 20（百会）

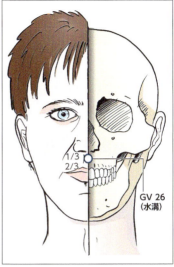

▶図15.7　GV 26（水溝）

16　奇穴

中国では1991年以来48奇穴について公式合意があり、WHOもこれを支持している。奇穴名は体の部位に対応しており（▶表16.1、▶表16.2）、経穴の数は部位によって異なる。

▶表16.1

英語	経穴数
Ex-HN (Head-Neck [頭頸部]	15
Ex-CA (Chest-Abdomen [胸腹部])	1
Ex-B (Back [背部])	9
Ex-UE (Upper Extremity [上肢])	11
Ex-LE (Lower Extremity [下肢])	12

16 奇穴

▶表16.2

中国語名(日本語読み)	英語名	中国式鍼灸
四神聡(ししんそう)	Ex-HN 1	Extra 6
印堂(いんどう)	Ex-HN 3	Extra 2
魚腰(ぎょよう)	Ex-HN 4	Extra 5
太陽(たいよう)	Ex-HN 5	Extra 1
頸百労(けいひゃくろう)	Ex-HN 15	Extra 16
定喘(ていぜん)	Ex-B 1	Extra 14
華佗夾脊(かだきょうせき)	Ex-B 2	Extra 15
十七椎(じゅうななつい)	Ex-B 8	Extra 18
外労宮／落枕(そとろうきゅう／らくちん)	Ex-UE 8	Extra 28
八邪(はちじゃ)	Ex-UE 9	Extra 27
鶴頂(かくちょう)	Ex-LE 2	Extra 38
内膝眼(ないしつがん)	Ex-LE 4	—
膝眼(しつがん)	Ex-LE 5	Extra 37
闌尾(らんび)	Ex-LE 7	Extra 39
八風(はちふう)	Ex-LE 10	Extra 40

16 奇穴

Ex-HN 1 四神聡 （ししんそう）

Si Shen Cong
Alert Spirit Quartet

取穴部位：四神聡は、GV 20（百会）を中心にして前後左右に1寸の位置にある4穴から成る（▶図16.1）。

刺入の深さ：それぞれ横刺0.5-1寸（内側に向けない）

適応症：不穏状態、神経過敏（GV 20〈百会〉同様に鎮静作用）、めまい、頭痛、不眠症。GV 20（百会）の効果を高める。

ほかの経穴との組み合わせ：
　不眠症：Ex-HN 1（四神聡）＋HT 7（神門）＋SP 6（三陰交）
　吐き気、嘔吐：Ex-HN 1（四神聡）＋PC 6（内関）＋ST 36（足三里）

TCMでの主治：神を落ち着かせる。

Ex-HN 3 印堂 （いんどう）

Yin Tang
Hall of Impression

取穴部位：眉間の中央陥凹部（▶図16.2）。

J.Bischko（ビシュコ）は、この経穴をもっと深部の鼻根に取る。

刺入の深さ：鼻根に向けて下方に横刺約1寸。

🏃 アドバイス
眉間のたるみを引き上げ、鼻根に向けて下方に横刺する。眉間にしわを寄せると、苦痛なく鍼が押し出される。

適応症：頭痛、特に前頭痛や緊張性頭痛、眼疾患、鼻炎、副鼻腔炎、不眠症。
　フランスの文献では、印堂はPdM（Point de Merveille）と呼ばれる（訳注：Merveilleは不思議、驚異の意）。これは、この経穴が鼻炎や頭痛に即効性があることを物語っている。

ほかの経穴との組み合わせ：Bischkoによれば、印堂（Ex-HN 3）と左右のBL 2（攢竹）の3点を結ぶと「腹側のマジック・トライアングル」になる。このトライアングルには緊張をほぐす作用があり、特に頭痛、鼻炎、副鼻腔炎に効果がある。B L2（攢竹）は直刺するか、鍼先を鼻根に向けて刺す（Ex-HN 3〈印堂〉の刺入方向に同じ）。

16 奇穴

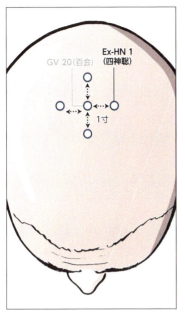

▶図 16.1　Ex-HN 1（四神聡）

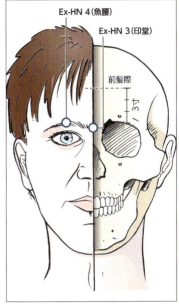

▶図 16.2　Ex-HN 3（印堂）と Ex-HN 4（魚腰）

TCMでの主治：
- 鼻を癒す
- 風を除く

Ex-HN 4　魚腰

Yu Yao

Fish's Lumbus

取穴部位：眉の中心、まっすぐ前を見た状態で瞳孔の直上（▶図16.2）。

刺入の深さ：眉の内端または外端に向けて横刺0.5寸

適応症：眼疾患、前頭痛、顔面不全麻痺、三叉神経痛

TCMでの主治：視力を改善する。

16　奇穴

Ex-HN 5　太陽
たいよう

Tai Yang
Greater Yang

取穴部位：眉の外端と外眼角を結ぶ線の中心から約1寸後方（耳の方向）の陥凹部（▶図16.3）。

刺入の深さ：直刺、またはこめかみに向けて横刺約0.5寸

🔔 **メモ**
通常、はっきり触知できる陥凹部がある。頭痛があると患者自らこのポイントを押そうとする。押して心地よいならば、太陽穴に施術するだけで急性頭痛の局所治療が可能である（そうでなければ、急性頭痛の遠位穴に施術する）。

適応症：頭痛、特に偏頭痛、眼疾患、三叉神経痛、顔面不全麻痺

TCMでの主治：
- 痛みを癒す
- 視力を改善する

Ex-HN 15　頚百労
けいひゃくろう

Jing Bai Lao
Hundred Taxations

取穴部位：第7頸椎棘突起の先端から頭側に2寸、後正中線から外側に1寸（▶図16.4）。

🔔 **メモ**
後髪際と第7頸椎棘突起下縁の距離が3寸である。

刺入の深さ：やや下方に向けて0.5-1寸

適応症：頚椎症候群、痙性斜頚、固定斜頚

TCMでの主治：気の流れを調和させる。

Ex-B 1　定喘
ていぜん

Ding Chuan
Gasping

取穴部位：GV 14（大椎）の0.5寸外側（第7頸椎棘突起の下の外側）（▶図16.5）。

刺入の深さ：脊柱に向けて、または矢状面でやや下方に向けて0.5-1寸

16 奇穴

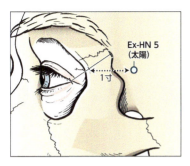

▶**図16.3** Ex-HN 5（太陽）

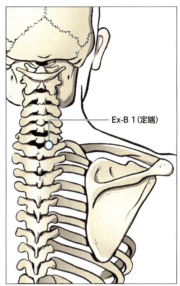

▶**図16.5** Ex-B 1（定喘）

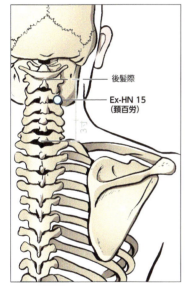

▶**図16.4** Ex-HN 15（頚百労）

適応症：呼吸器疾患

TCMでの主治：肺機能を整える。

Ex-B 2 華佗夾脊

かだきょうせき

Hua Tuo Jia Ji
Hua Tuo's Paravertebral Points
華佗による経穴
（訳注：華佗は中国後漢末の伝説的
名医。世界で最初の麻酔を用いた外
科手術をしたとされる）

取穴部位：脊柱の両側に並ぶ17経穴。第1胸椎から第5腰椎までの棘突起下縁から外側に0.5寸（▶図16.6）。したがって、それぞれ膀胱経の内分枝の経穴（背部の経穴）と同じ高さにある。

！ メモ
華佗穴は脊椎小関節（脊椎間関節）の部位にある。そのため、この部位の機能障害に効果がある。頸部の機能障害の場合、押すと敏感に反応する場所が華佗穴沿いの頸部方向にも見られることがある。こうした場所は、脊椎周辺背筋の筋硬結である。部分的な機能障害の結果、生じたものであり、治療すべきである。

刺入の深さ：脊柱と反対に斜刺0.3-0.5寸

！ メモ
膀胱経の内分枝の経穴に45度の角度で正中方向に刺鍼すると、鍼先が

華佗穴の部位に届き、効果が高まる。

適応症：脊柱部位の局所痛、内臓の慢性疾患

TCMでの主治：痛みと機能障害を癒す。

Ex-B 8 十七椎

じゅうななつい

Shi Qi Zhui
Seventeenth Vertebra Point
（第1胸椎から数えて17番目）

取穴部位：第5腰椎棘突起の下（▶図16.7）。

！ メモ
十七椎は、特に不安定さが重要な役割を果たしている腰椎と仙骨の変わり目の部位にあり、その不安定さのために手技（カイロプラクティック療法）は禁忌である。ただし、鍼ならば関節可動性亢進（不安定）と関節可動性低下（阻害）のどちらの機能障害にも施術可能である。

16　奇穴

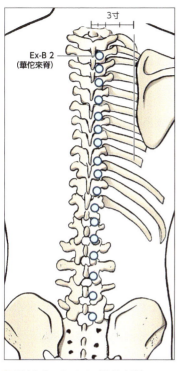

▶図16.6　Ex-B 2（華佗夾脊）

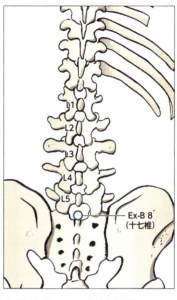

▶図16.7　Ex-B 8（十七椎）

刺入の深さ：上方に向けて棘間靭帯の部位に斜刺約0.5寸（刺入の深さの詳細についてはp.110のGV 4〈命門〉を参照）

適応症：腰痛、腰痛坐骨神経痛症候群、月経障害、膣出血、妊娠中の骨盤位（逆子）にはBL 67（至陰）（灸）と組み合わせる。

メモ
妊娠中は下方に向けて刺さないこと。

TCMでの主治：痛みと機能障害を癒す。

16 奇穴

Ex-UE 8
外労宮または落枕

Wai Lao Gongまたは Luo Zhen
External Crick in the Neck Point
またはOuter Laogong

取穴部位：手背の第2・第3中手骨の体部と頭部の変わり目、第2・第3中手指節関節の約0.5寸近位（▶図16.8）。

刺入の深さ：近位方向に斜刺または直刺0.5-1寸

適応症：頸椎症候群、首の痛み、肩の痛み

❗ 補足情報
König/Wancura式ではPaM108 (Luo Zhen) が外労宮と同じ位置にある。PaM108は急性の頸椎症候群や肩の痛みに効く重要な遠位穴である。

TCMでの主治：痛みと機能障害を癒す。

Ex-UE9　八邪

Ba Xie
Eight Evils

取穴部位：各中手指節関節の間の背側の4点（▶図16.9）。

軽くこぶしを握り、指間ヒダ末端の近位、赤白肉際。

❗ メモ
中手指節関節の位置を定めるには、各指を軽く引っ張るのが最もわかりやすい。こうすると、関節部の皮膚がやや引っ張られる。

刺入の深さ：軽くこぶしを握ったまま近位方向に0.3寸

適応症：中手指節関節の障害、頭痛、歯痛、不穏状態、手指の変形性関節炎と関節炎

TCMでの主治：衛気を強くする。

Ex-LE 2　鶴頂

He Ding
Crane Top

取穴部位：膝蓋骨上縁の中心（▶図16.10）。

16 奇穴

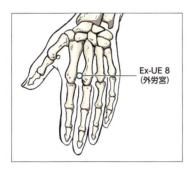

▶図16.8　Ex-UE 8（外労宮）

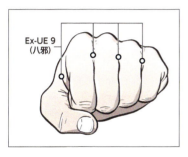

▶図16.9　Ex-UE 9（八邪）

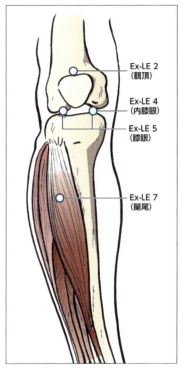

▶図16.10　Ex-LE 2（鶴頂）

刺入の深さ：直刺約0.3寸

🛈 アドバイス
深く刺しすぎると、膝蓋上包に刺さり、感染症を起こす危険がある。

適応症：膝の痛みと機能障害（膝のぐらつき、不随意に膝が抜ける）

ほかの経穴との組み合わせ：膝痛：Ex-LE 2（鶴頂）＋ST 36（足三里）＋GB 34（陽陵泉）＋SP 9（陰陵泉）

TCMでの主治：痛みと機能障害を癒す。

Ex-LE 4　内膝眼

ないしつがん

Nei Xi Yan
Inner Eye of the Knee
（Ex-LE 4〈内膝眼〉はEx-LE 5〈膝眼〉
の一部である）

取穴部位：膝を軽く曲げ、膝蓋靭帯内側の陥凹部、内膝眼に取る（▶**図16.11**）。

刺入の深さ：直刺0.3寸、またはST 35（犢鼻）に向けて横刺約0.5寸（Ex-LE 5〈膝眼〉参照）

適応症：膝痛

TCMでの主治：痛みと機能障害を癒す。

Ex-LE 5　膝眼

しつがん

Xi Yan
Eye of the Knee

取穴部位：膝蓋骨下の一組の経穴。すなわち膝蓋腱内側のEx-LE 4（内膝眼）と外側のST 35（犢鼻）である。よって、Ex-LE 4（内膝眼）はEx-LE 5（膝眼）に含まれる（▶**図16.11**）。

🔋 メモ
この2穴は、関節鏡検査の穿刺部位に相当する。鍼を深く刺すと、鍼が関節内に達してしまう。
（注意：これは望ましくない。）

刺入の深さ：直刺約0.3寸（左記のEX-LE 4〈内膝眼〉も参照）

適応症：膝の痛みと機能障害(p.124のEx-LE 2〈鶴頂〉参照)

ほかの経穴との組み合わせ：膝痛：Ex-LE 5（膝眼）＋Ex-LE 2（鶴頂）＋ST 36（足三里）＋GB 34（陽陵泉）＋SP 9（陰陵泉）

TCMでの主治：痛みと機能障害を癒す。

Ex-LE 7　闌尾

らんび

Lan Wei
Appendix Point

取穴部位：胃経上、ST 36（足三里）の2寸下（▶**図16.11**）。

刺入の深さ：直刺1-1.5寸

適応症：虫垂炎を調べる経穴（診断のために重要）、脚の痛みと機能障害

TCMでの主治：痛みと機能障害を癒す。

16 奇穴

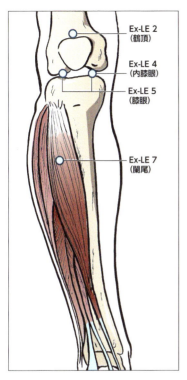

▶図16.11　Ex-LE 4（内膝眼）、Ex-LE 5（膝眼）、Ex-LE 7（闌尾）

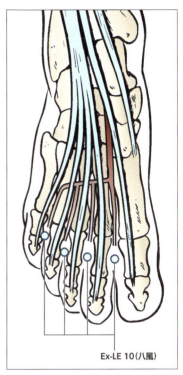

▶図16.12　Ex-LE 10（八風）

Ex-LE 10　八風(はちふう)

Ba Feng
Eight Winds

取穴部位：足背の4点、趾間ヒダ末端の近位、赤白肉際（▶図16.12）。

🛈 メモ
中足指節関節の位置を定めるには、各指を軽く引っ張るのが最もわかりやすい。こうすると、関節部の皮膚がやや内側に引っ張られる。

刺入の深さ：やや近位方向に約0.3寸

適応症：足背の痛み

TCMでの主治：
- 風を追い出す
- 痛みと機能障害を癒す

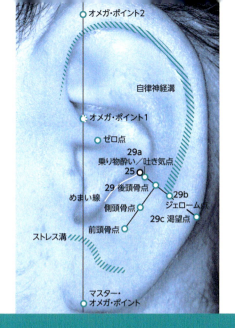

パート2
耳穴(耳鍼点)
Ear Acupuncture Points

17 外耳(耳介)の解剖学的構造

耳介の輪郭はらせん状の縁（耳輪）によってつくられる（▶図17.1）。耳輪は耳甲介腔の底部に起始し、耳輪根（耳輪脚）として上行する。耳輪根は耳輪体へと続き、耳輪体は耳たぶに向かって耳輪尾として下行する。そして耳輪は耳たぶ（耳垂）となる。耳輪上部には通常、縁が突出、すなわち少し広がっている部分、ダーウィン結節（耳介結節）が見られる。耳輪と平行に対輪が走る。対輪は、対輪下脚と対輪上脚の2脚に分岐して耳介頭側部に起始する。この2つの対輪脚の間に三角窩がある。対輪は耳介下部で対珠となる。対輪と対珠は対珠後窩によって境をなす。

耳輪と対輪上脚および対輪の間には舟状窩がある。

耳珠は珠間切痕と耳前切痕を境とする。

耳介底部には耳甲介があり、耳輪脚によって耳甲介舟（上耳甲介）と耳甲介腔（下耳甲介）に二分される。

外耳道は耳甲介腔（下耳甲介）にあり、耳珠があるために隠れている。

17 外耳(耳介)の解剖学的構造

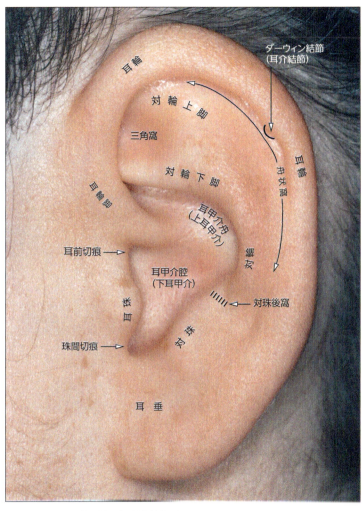

▶図17.1 外耳(耳介)の解剖学的構造

18 ノジェによる耳介神経分布ゾーン

耳介には次の3つの神経が分布する（▶図18.1）。
- 迷走神経の耳介枝
- 三叉神経の耳介側頭神経
- 頸神経叢の大耳介神経

迷走神経の耳介枝は耳甲介に分布する。ここには「内胚葉性器官」が投影されている。頸神経叢の大耳介神経は耳垂、耳輪のおよそダーウィン結節まで、および耳介背面に分布する。これらの領域は外胚葉に対応する。

残る最大の領域には三叉神経の耳介側頭神経が分布する。ここには「中胚葉性器官」が投影されている（▶図18.2）。

ノジェ（Nogier）によれば、次のようにゾーンごとに異なる機能領域が割り当てられている。
- 内胚葉ゾーン→代謝
- 中胚葉ゾーン→運動機能
- 外胚葉ゾーン→頭部と中枢神経系

この三分割に従って、ノジェは機能領域ごとに制御点を発見した。これがオメガ・ポイントである。

三叉神経の耳介側頭神経

迷走神経の耳介枝

頸神経叢の大耳介神経

▶図18.2　耳介の神経分布ゾーン

18 ノジェによる耳介神経分布ゾーン

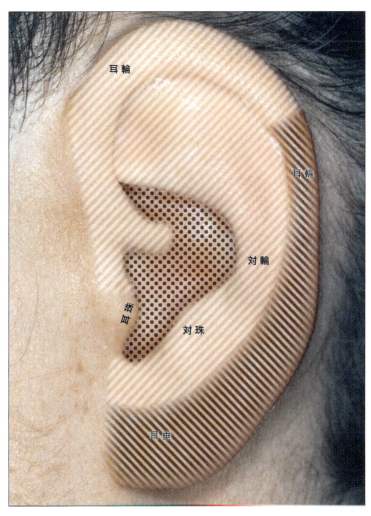

▶図18.1　ノジェによる耳介神経分布ゾーン

19 耳介神経分布に関する新しい研究

耳介神経分布に関する新しい研究[95]によれば、外耳の神経線維は頭部のほかの部位と比較して密度が高く、数も多い（▶図19.1、▶図19.2）。耳介は、次の4つの神経に支配されている。

- 大耳介神経（頸神経叢）
- 耳介側頭神経（三叉神経）
- 迷走神経の耳介枝
- 小後頭神経（頸神経叢）

大耳介神経（頸神経叢）の支配領域は外耳の外側面である。対輪は、主に迷走神経の耳介枝のみに支配され、部分的に大耳介神経に支配されるか、両方に支配される。対輪上脚と対輪下脚は、主に大耳介神経に支配される。耳垂と対珠は、主に大耳介神経に支配される。耳珠は、主に大耳介神経と耳介側頭神経の両方に支配される。耳輪尾と舟状窩は、ほぼ常に大耳介神経のみに支配される。耳輪棘は、90%が耳介側頭神経に支配される。

耳甲介舟（上耳甲介）は、常に迷走神経の耳介枝に支配されるが、耳甲介腔（下耳甲介）は、全症例の約半分で迷走神経の耳介枝に支配され、残る半分で迷走神経の耳介枝と大耳介神経の両方に支配される。3つの神経が重複して分布しているゾーンはない。

外耳の背面では、小後頭神経（▶図19.4）が耳の上1/3を支配し、しばしば大耳介神経も分布する。

中央1/3は、最も高い頻度で大耳介神経（▶図19.3）と迷走神経の耳介枝に支配される。

それより少ないが、小後頭神経に支配されることもある。下1/3は、ほぼ常に大耳介神経に支配され、それより少ないが、迷走神経の耳介枝に支配されることもある。外耳の背面でも、3つ神経がすべて分布するゾーンはない。

19 耳介神経分布に関する新しい研究

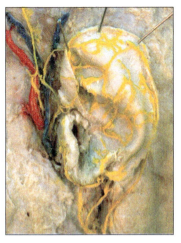

▶図19.1　耳介の神経分布（側面）

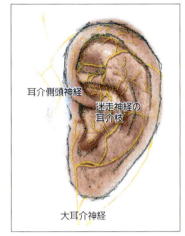

▶図19.3　大耳介神経

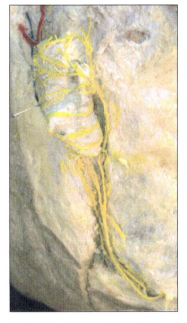

▶図19.2　耳介の神経分布（背面）

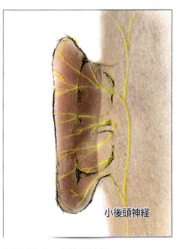

▶図19.4　小後頭神経

同様に、同じ器官でも投影される部位は異なるとされている。たとえば、(a) その器官の実質に対応する投影ゾーン、(b) 神経分布に対応する投影ゾーン、(c) その器官の機能状態に対応する投影ゾーンがある。

耳介の形には個人差があるため、神経分布ゾーンの重複もまた個人差があると考えられる。したがって、頻出する耳鍼点(耳穴)は、ポイント(点)というよりも実はゾーンであり、実際の治療点は個人の状況に応じてゾーン内で探さなければならない。このアプローチに貢献したのは、耳介心臓反射(ACR)モデルによって個別の刺鍼点を見つけようとしたノジェであることは間違いない。

ノジェ反射
(ACR─耳介心臓反射)

ノジェ反射の基本は、ノジェが1968年に発見した皮膚血管反射である。ノジェは、炎症を起こした耳のポイントもしくはゾーンを刺激すると橈骨動脈の脈波が変化することに気づいた。そして、その間、脈拍が強くなる場合と脈拍が弱くなる場合の2つの現象を観察し、前者を正のACR、後者を負のACRと呼んだ。正のACRは、炎症(障害)ゾーンを治療する必要があるということを示す。

ノジェ式の場合、これは刺鍼点を選ぶときに最も重要なアプローチである。この点で、耳介療法の流派は中国式とはかなり異なっている。

20 反射ゾーンの分布図

耳介の耳鍼点の分布は一定のパターンに従う。個々の器官や身体部位が耳介のどこに投影されるかは、逆さまになった胎児の器官や身体部位に対応している（▶図20.1、▶図20.2）。

● 耳垂の刺鍼点は頭と顔に関連する。

● 上肢は舟状窩に投影される。

● 対輪と対輪脚の刺鍼点は体幹と下肢に関連する。

● 内臓は耳甲介に投影される。

● ノジェによれば下肢は三角窩に投影されるが、中国式ではここに骨盤内臓器が投影される。

● ノジェによれば腸の交感神経分布は耳輪脚に投影されるが、中国式ではここを耳中（横隔膜）に割り当てる。

● ホルモンの働きに関連する刺鍼点の割り当ても異なる。中国式では内分泌の部位しか定めていないが、ノジェでは視床下部の投影を副腎、甲状腺、副甲状腺、乳腺と区別している。

こうした解剖学的にやや異なる状況は矛盾しているわけではない。反応の種類の差異と理解してよく、機能障害と器官の病理学的障害に分類することもできるだろう。ノジェの刺鍼点はたいてい特定器官の病状に割り当てることができるのに対し、中国式では機能的な関係をより重視している。

ノジェによれば、運動要素は耳介背面に投影され、感覚要素は耳介前面に投影される。したがって、ある器官の耳介背面の運動ゾーンは、その器官の耳介前面の感覚ゾーンと正反対の位置関係にある。

20 反射ゾーンの分布図

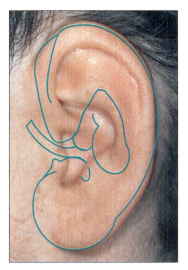

▶図20.1　反射ゾーンの分布図(1)

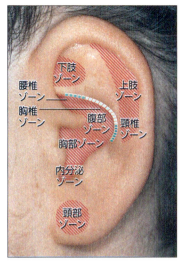

▶図20.2　反射ゾーンの分布図(2)

補足情報

どちらかの流派に依存すると、個々の刺鍼点の位置が大きく異なってしまう場合がある。これについては、耳鍼点は実際にはゾーンであり、有効な治療点は個別に定める必要があるという見地から考えなければならない。

21 中国式による 耳垂の刺鍼点

1 抜歯鎮痛点 （歯痛点1）

位置：Ⅰ区（▶**図21.1**）

適応症：抜歯の鎮痛

2 口蓋（上口蓋）

位置：Ⅱ区（▶**図21.1**）

適応症：三叉神経痛、歯痛

3 口腔底（下口蓋）

位置：Ⅱ区（▶**図21.1**）

適応症：三叉神経痛、歯痛

4 舌

位置：Ⅱ区（▶**図21.1**）

適応症：口内炎、歯痛

5 上顎

位置：Ⅲ区（▶**図21.1**）

適応症：三叉神経痛、歯痛

6 下顎

位置：Ⅲ区（▶**図21.1**）

適応症：三叉神経痛、歯痛

21 中国式による耳垂の刺鍼点

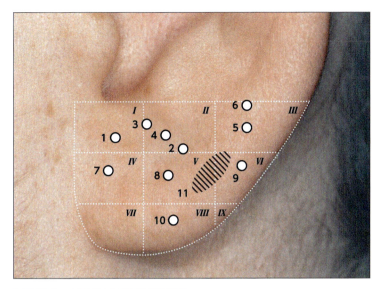

▶図21.1　中国式による耳垂の刺鍼点

7 抜歯鎮痛点 （歯痛点2）

位置：Ⅳ区（▶図21.1）

適応症：口内炎、歯痛

8 眼

位置：Ⅴ区（▶図21.1）

適応症：炎症性眼疾患、麦粒腫（ものもらい）、緑内障、眼に差し込む頭痛

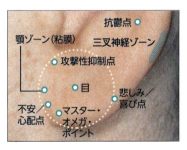

▶図21.2　ノジェによる耳垂の重要な刺鍼点

9 内耳
位置：Ⅵ区（▶図21.1）

適応症：めまい、耳鳴り、聴覚障害

10 扁桃腺

位置：Ⅷ区（▶**図21.1**）

適応症：リンパ腺活性作用がある。

11 頬

位置：Ⅴ／Ⅵ区（▶**図21.1**）

適応症：顔面不全麻痺、三叉神経痛

刺鍼点の見つけ方：3本の水平線と2本の垂直線を引き、耳垂の自然な境界を利用すると、耳垂を9区分できる。この区分内に耳垂の刺鍼点が11ある（▶**図21.1**）。

比較参照：ノジェによる耳垂の重要な刺鍼点（▶**図21.2**）

- 不安および心配点
- 悲しみおよび喜び点
- 抗鬱点
- 攻撃性抑制点
- マスター・オメガ・ポイント
- 三叉神経ゾーン
- 上顎洞（粘膜要素）

22 ノジェによる耳垂の刺鍼点

不安および心配点

位置：耳垂の前縁、顔との付着部（▶図22.1）。

適応症：不安（恐怖心）、心配

⚠ メモ
右利きの患者の場合：不安（恐怖心）は右耳で治療し（銀の針）、心配は左耳で治療する（銀の針）。

左利きの患者の場合：右利きの場合の逆。

抗鬱点

位置：自律神経溝の延長上、ゼロ点とC1（p.165 ▶ 図30.1参照）を結ぶ線上。ジェローム点（p.157 ▶ 図27.2参照）との相関がある（▶図22.1）。

適応症：憂鬱な気分、心因性の疾患

攻撃性抑制点

位置：珠間切痕縁の下、顔より（▶図22.1）。

適応症：重要な精神作用点。依存症治療。

マスター・オメガ・ポイント

位置：耳垂の尾側部、顔より、耳珠の最突出部を通り垂直に走る想像線上（▶図22.1）。

適応症：重要な精神作用点。強力な効果、自律神経系を調和させる。

三叉神経ゾーン

位置：耳の外側縁、対珠と下部頸椎の高さ（p.165 ▶図30.1参照）。

適応症：三叉神経痛

22 ノジェによる耳垂の刺鍼点

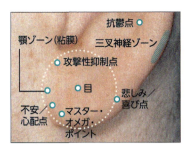

▶図22.1 ノジェによる耳垂の刺鍼点

▶図22.2 中国式による耳垂の刺鍼点

悲しみおよび喜び点

位置：耳垂の後頭部、不安および心配ゾーンと同じ高さ（▶図22.1）。

適応症：生きる喜びの喪失、悲しみ

❗ メモ
右利きの患者の場合：生きる喜びの喪失は右耳で治療し、悲しみは左耳で治療する。

左利きの患者の場合：右利きの場合の逆。

目

位置：耳垂の中央（▶図22.1）。

適応症：眼疾患、偏頭痛、花粉症

上顎洞（粘膜要素）

位置：耳垂の前縁、顔との付着部の中心（▶図22.1）。

適応症：副鼻腔疾患、対応部位の障害

比較参照：中国式による耳垂の刺鍼点（▶図22.2）
- 1 抜歯鎮痛点（歯痛点1）
- 2 口蓋
- 3 口腔底
- 4 舌
- 5 上顎
- 6 下顎
- 7 歯痛鎮痛点（歯痛点2）
- 8 眼
- 9 内耳
- 10 扁桃腺
- 11 頬

23　中国式による耳珠の刺鍼点

12　珠尖

位置：頂点1つの耳珠の場合、その頭側。頂点2つの耳珠の場合、頭側の頂点上（▶図23.1）。

適応症：鎮痛、抗炎症

13　副腎

位置：頂点1つの耳珠の下1/3。頂点2つの耳珠の場合、尾側の頂点上（▶図23.1）。

適応症：アレルギー体質、関節障害、慢性炎症、循環器障害、不全麻痺、神経痛。あらゆる種類の副腎機能障害に一般的に適応。

14　外鼻

位置：耳珠基底部の中心（▶図23.1）。

適応症：鼻の局部的な症状（湿疹、酒さ鼻など）

15　咽喉

位置：耳珠内側、耳鍼点12（珠尖）と同じ高さ（▶図23.1）。

適応症：咽頭炎、扁桃炎

> **注意**
> 循環虚脱の危険あり（迷走神経の刺激）。

16　内鼻

位置：耳珠内側、耳鍼点13（副腎）と同じ高さ（▶図23.1）。

適応症：鼻炎、副鼻腔炎

23 中国式による耳珠の刺鍼点

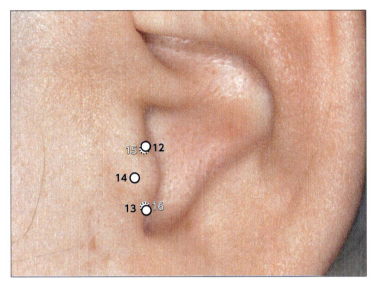

▶図23.1 中国式による耳珠の刺鍼点

- 注意 -
循環虚脱の危険あり（迷走神経の刺激）。

比較参照：ノジェおよびバール（Bahr）による耳珠と耳前切痕の重要な刺鍼点（▶図23.2）
- 欲求不満点
- インターフェロン点
- 咽喉点
- 左右差点
- バリウム類似物点
- ニコチン類似物点
- 松果体点

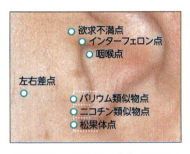

▶図23.2 ノジェおよびバールによる耳珠と耳前切痕の重要な刺鍼点

24 ノジェおよびバールによる耳珠の刺鍼点

欲求不満点

位置：耳珠と耳輪脚の間の溝（▶図24.1）。

適応症：心因性の疾患

インターフェロン点

位置：耳前切痕の角（▶図24.1）。

適応症：免疫調節作用、抗炎症

咽喉点

位置：耳甲介腔の頭腹部（▶図24.1）。

適応症：頸部の異常、球感覚（のどの異物感）、歯痛

左右差点

位置：耳珠の中心から引いた水平線上、約3cm顔より（▶図24.1）。

🔲 **メモ**
右利きの患者の場合は右側に、（潜在的な）左利きの患者の場合は左側に鍼を刺すのが望ましい。

適応症：左右差の障害。ストレスを軽減し精神的バランスを強化する治療点。左右の動揺、心身症、依存症治療の場合に精神や感情を安定させる。

バリウム類似物点

位置：耳珠下行部（▶図24.1、p.149の「刺鍼点の見つけ方」参照）。

適応症：依存症治療。総合的な鎮静作用

24 ノジェおよびバールによる耳珠の刺鍼点

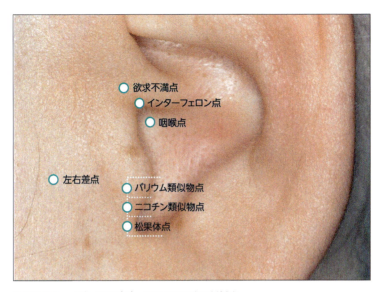

▶図24.1　ノジェおよびバールによる耳珠の刺鍼点

ニコチン類似物点

位置：バリウム類似物点の真下（▶図24.1、下記の「刺鍼点の見つけ方」参照）。

適応症：依存症治療

松果体点

位置：ニコチン類似物点の下（▶図24.1、下記の「刺鍼点の見つけ方」参照）。

適応症：実用的な精神作用点。概日リズムの乱れ。最も重要な精神作用点。ホルモン障害に対する補助的な

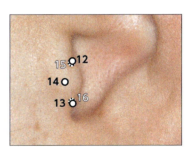

▶図24.2　中国式による耳珠の刺鍼点

効果。

刺鍼点の見つけ方：耳珠の中心を通る水平線と珠間切痕の底部を通る水平線を引き、耳珠の縁より約3mm前方を通る垂直線で結ぶ。この垂直線を

3等分すると、各々の中心がバリウム
類似物点、ニコチン類似物点、松果
体点の位置になる（▶図24.1）。

**比較参照：中国式による耳珠の重要
な刺鍼点**（▶図24.2）

- 12 珠尖
- 13 副腎
- 14 外鼻
- 15 咽喉
- 16 内鼻

25 中国式による 珠間切痕の刺鍼点

22 内分泌

位置：珠間切痕の底部、顔より（▶図 25.1）。

適応症：あらゆる内分泌性疾患（婦人科疾患、リウマチ、アレルギー、皮膚疾患）

🔋 **補足情報**

ノジェ式では、このゾーンは副腎、甲状腺、副甲状腺の耳鍼点に当たる。

23 卵巣（ノジェ式では 性腺刺激 ホルモン点）

位置：対珠の腹側外縁隆起（対珠と対輪を蛇に見立てたときの「蛇の目」）（▶図 25.1）。

適応症：卵巣機能障害、月経関連偏頭痛、皮膚疾患

24a 目1
24b 目2

位置：珠間切痕の下（▶図 25.1）。

適応症：非炎症性眼疾患、偽近視、乱視、視神経萎縮

34 皮質下（ノジェ式では 自律神経点 Ⅱ）

位置：対珠内側、卵巣の上（▶図 25.1）。

適応症：バランス調整作用、消炎作用、鎮痛作用

25 中国式による珠間切痕の刺鍼点

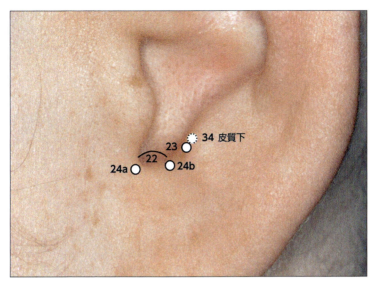

▶図25.1　中国式による珠間切痕の刺鍼点

比較参照：ノジェによる珠間切痕の重要な刺鍼点（▶図25.2）

- ACTH（副腎皮質刺激ホルモン）点
- 性腺刺激ホルモン点
- TSH（甲状腺刺激ホルモン）点
- 攻撃性抑制点
- 自律神経点Ⅱ

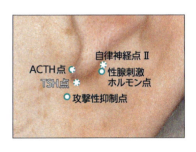

▶図25.2　ノジェによる珠間切痕の重要な刺鍼点

26 ノジェによる
珠間切痕の刺鍼点

ACTH (副腎皮質刺激ホルモン) 点

位置：耳珠の尾側1/3の尾側端、一部は内側(▶**図26.1**)。

適応症：リウマチ性疾患の重要な治療点、気管支喘息、皮膚疾患

TSH (甲状腺刺激ホルモン) 点

位置：珠間切痕の中央、内側(▶**図26.1**)。

適応症：甲状腺疾患、泌尿生殖器疾患、皮膚疾患、過食症

性腺刺激ホルモン点

位置：対珠の腹側外縁隆起 (対珠と対輪を蛇に見立てたときの「蛇の目」)(▶**図26.1**)。

適応症：性機能障害、月経困難症、無月経

攻撃性抑制点

位置：珠間切痕縁の下、顔より(▶**図26.1**)。

適応症：重要な精神作用点。依存症治療。

自律神経点II (中国式の34皮質下)

位置：対珠内側の尾側(▶**図26.1**)。

適応症：鎮痛作用。自律神経のバランス(調和)。

26 ノジェによる珠間切痕の刺鍼点

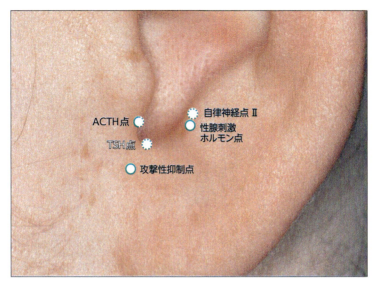

▶図26.1 ノジェによる珠間切痕の刺鍼点

比較参照：中国式による珠間切痕の重要な刺鍼点（▶図26.2）

- 22 内分泌
- 23 卵巣
- 24a 目1
- 24b 目2
- 34 皮質下

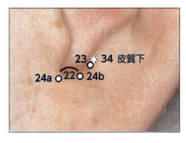

▶図26.2 中国式による珠間切痕の重要な刺鍼点

27　中国式による対珠の刺鍼点

26a　下垂体(ノジェ式では視床点)

位置： 対珠内側、35の反対側(▶**図27.1**)。

適応症：総合的な鎮痛点

! 補足情報
ノジェによれば、この耳鍼点は体の同側に作用する。

! メモ
妊娠中は下方に向けて刺さないこと。

30　耳下腺

位置：対珠頂点(▶**図27.1**)。

適応症：そう痒症(強力なかゆみ止め作用)、耳下腺の炎症、流行性耳下腺炎(おたふくかぜ)

31　喘息

位置：30と33の間(▶**図27.1**)。

適応症：気管支炎、喘息。呼吸中枢に作用する。

33　額

位置：対珠の腹側部(▶**図27.1**)。

適応症：前頭部の障害(〜痛、〜炎)、めまい。ノジェ式では前頭骨点に相当。

34　皮質下

位置：対珠内側、ノジェ式性腺刺激ホルモン点の上(▶**図27.1**)。

適応症： 総合的なバランス調整(調和)作用、消炎作用、鎮痛作用

27 中国式による対珠の刺鍼点

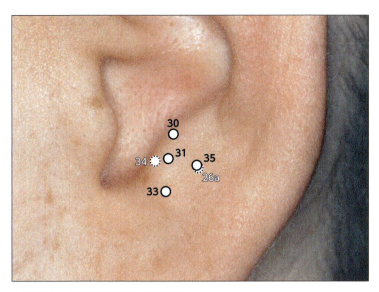

▶図27.1 中国式による対珠の刺鍼点

35 太陽

位置：対珠基底部の中央（▶図27.1）。

適応症：常用点。頭痛、偏頭痛、眼疾患、めまい、不眠症。

比較参照：ノジェによる対珠の重要な刺鍼点（▶図27.2）
- 対珠後窩
- 29 後頭骨点
- 29a 乗り物酔い／吐き気点
- 29b ジェローム点
- 29c 渇望点
- フォン・スタインブルク(von Steinburg)のめまい線

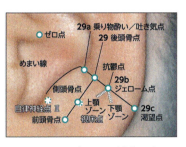

▶図27.2 ノジェによる対珠の重要な刺鍼点

- 自律神経点 Ⅱ（皮下質）
- 視床点
- 側頭骨点
- 前頭骨点
- 顎関節点

28 ノジェによる対珠の刺鍼点

対珠後窩

位置：ゼロ点から対珠と対輪の間の陥凹部を通り耳介の縁まで直線を引く。これを対珠後窩と呼ぶ。重要な耳鍼点（29a、29b、29c）がこの線上にある（▶図28.1）。

適応症：29a、29、29b、29cを参照。

29 後頭骨点

位置：対珠後窩上、耳鍼点29aと29bのおよそ中間。中国式の後頭点は、これよりやや顔よりになる（▶図28.1）。

適応症：広範な作用のある重要な鎮痛点。痛み、皮膚疾患、機能性循環系疾患、アレルギー、めまい、自律神経障害、病後回復期。

29a 乗り物酔い／吐き気点

位置：対輪の縁と29（後頭骨点）の間（▶図28.1）。

適応症：乗り物酔い、嘔吐

29b ジェローム点（リラックス点）

（複数の投影：29b［ジェローム点］、顎関節点、抗鬱点の投影ゾーンは共通している）

位置：対珠後窩上、自律神経溝との交差点（▶図28.1）。

適応症：自律神経の調和。入眠障害。中途覚醒の場合は、耳裏の同じ位置に刺鍼する。

顎関節点

位置：ジェローム点（▶図28.1）。
　顎関節の領域には複数の投影ゾーンがある：
- 口蓋扁桃
- 上顎と下顎の臼歯

28 ノジェによる対珠の刺鍼点

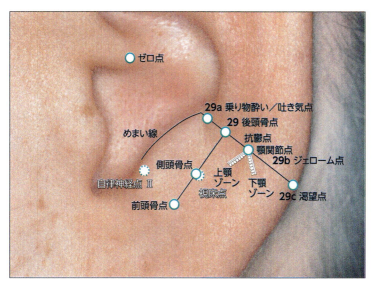

▶図28.1 ノジェによる対珠の刺鍼点

- 臼歯後窩
- 後部の咀嚼筋
- 抗鬱点
- マグネシウム点(バール)
- 耳下腺
- 外側翼突筋の付着部

適応症：ナソロジー(顎咬合学)的異常、疼痛症候群、耳鳴り

比較参照：中国式による対珠の重要な刺鍼点(▶図28.2)

- 26a 下垂体
- 30 耳下腺
- 31 喘息
- 33 額

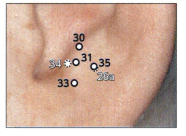

▶図28.2 中国式による対珠の重要な刺鍼点

- 34 皮質下
- 35 太陽

抗鬱点

位置：ジェローム点（▶図28.3）。

適応症：憂鬱な気分、心因性の疾患

29c 渇望点

位置：対珠後窩の端、耳介の縁との交差点（▶図28.3）。

適応症：依存症治療に使われる。

フォン・スタインブルクのめまい線

位置：対珠後窩と対珠上縁のやや内側に沿う線（▶図28.3）。

適応症：めまい

自律神経点 Ⅱ（皮下質）

位置：対珠内側、およそ中国式の皮下質に相当（▶図28.3）。

適応症：鎮痛、自律神経の調和

視床点（中国式では 26a 下垂体）

位置：対珠内側、側頭骨点の反対側（▶図28.3、中国式の35太陽点）。

適応症：総合的な鎮痛点。自律神経の調和。早漏、不感症、体の同側に作用する。

> 🔧 **アドバイス**
> 関節炎（関節リウマチ）の場合は金の鍼を使う。

側頭骨点（中国式では35太陽）

位置：対珠基底部の中央（▶図28.3）。

適応症：常用点。頭痛、偏頭痛、眼疾患、めまい、睡眠障害。

28 ノジェによる対珠の刺鍼点

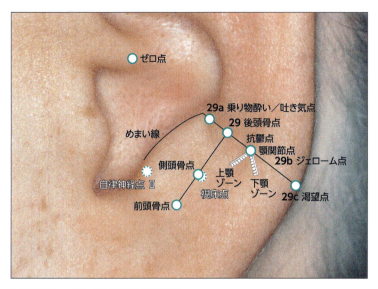

▶図28.3　ノジェによる対珠の刺鍼点

前頭骨点
(中国式では33額)

位置：対珠の腹側部(▶図28.3)。

適応症：前頭部の障害(~痛、~炎)

比較参照：中国式による対珠の重要な刺鍼点(▶図28.4)
- 26a 下垂体
- 30 耳下腺
- 31 喘息
- 33 額
- 34 皮質下
- 35 太陽

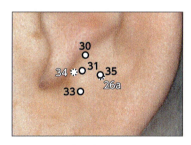

▶図28.4　中国式による対珠の重要な刺鍼点

29 ノジェによる骨格の投影ゾーン

▶図29.1

頭蓋骨は対珠の領域に投影される。ほかの領域同様、ここにも複合的な投影が見られる。前頭骨は対珠の下行部に投影される。篩骨と上顎はもっと耳輪よりに投影される。頭頂骨は対珠の頂点に投影される。後頭骨の投影ゾーンの境界は背側方向に広がっている。側頭骨は対珠の中央に投影される。顎関節、下顎、歯は後頭骨の隣に投影される。

副鼻腔（訳注：篩骨洞、前頭洞、上顎洞、蝶形骨洞からなる空洞）は障害の起きやすい部位である。副鼻腔も対珠の領域に投影される。上顎洞は上顎ゾーンに投影され、前頭洞は前頭骨ゾーンの真下に投影される。蝶形骨洞と篩骨洞は上顎洞に至近の一線上に投影される。

上肢の投影ゾーンが舟状窩の領域にあるのに対し、下肢は三角窩に投影される。

29 ノジェによる骨格の投影ゾーン

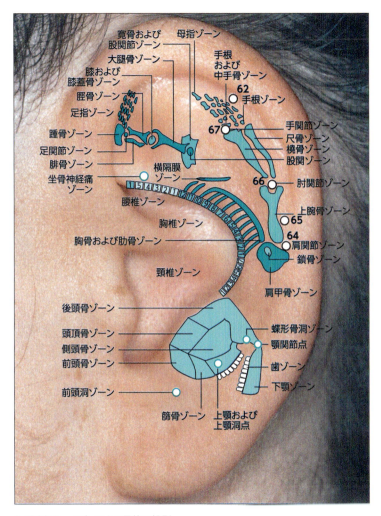

▶図 29.1　ノジェによる骨格の投影

30　ノジェによる脊柱の投影ゾーン

傍脊椎交感神経節鎖の神経器官点

C1/2 （▶図30.1）

位置：ゾーンⅡ、上頸神経節点

適応症：耳鳴り、めまい

C2/3 （▶図30.1）

位置：ゾーンⅡ、中頸神経節点

適応症：機能性心疾患

C7/T1 （▶図30.1）

位置：ゾーンⅡ、下頸神経節点、星状神経節点

適応症：耳鳴り、胸壁痛（胸の痛み）。障害の領域の検知。

内分泌腺の神経制御点

T12/L1 （副腎、ロケーション1）、T6 （副腎、ロケーション2）

流派によって位置が異なる。

位置：ゾーンⅢ、副腎皮質コルチゾン点（▶図30.1）

適応症：PCP（関節リウマチのニューモシスチス肺炎）。アレルギー、総合的な抗炎症および鎮痛作用。

T12（膵臓、ロケーション1）、T6 （膵臓、ロケーション2）

流派によって位置が異なる。

位置：ゾーンⅢ、膵臓インシュリン点（▶図30.1）

適応症：消化不良

30 ノジェによる脊柱の投影ゾーン

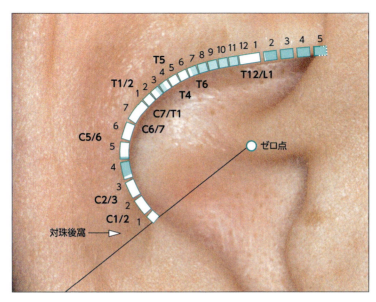

▶図 30.1　ノジェによる脊柱の投影ゾーン

T4（胸腺、ロケーション 1）、T1/2（胸腺、ロケーション 2）

流派によって位置が異なる。

位置：ゾーン Ⅲ、胸腺（▶図 30.1）

適応症：アレルギー性疾患。対応部位の障害に対する効果。

T5（乳腺）

（流派によっては非内分泌線の領域とする場合もある）

位置：ゾーン Ⅲ、乳腺（▶図 30.1）

適応症：授乳障害、月経前乳腺症

30 ノジェによる脊柱の投影ゾーン

C6/7（甲状腺）

位置：ゾーン Ⅲ、甲状腺（▶図30.1）

適応症：甲状腺疾患、球感覚（のどの異物感）

C5/6（副甲状腺）

位置：ゾーン Ⅲ、副甲状腺（▶図30.1）

適応症：骨疾患、骨粗鬆症、骨折治療、痙攣

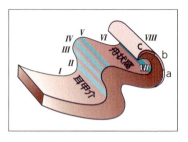

▶図30.2　断面図で見る耳介レリーフ（ゾーン Ⅰ～Ⅷ）

断面図で見る耳介レリーフ（ゾーン Ⅰ～Ⅷ）（▶図30.2）

Ⅰ　器官実質ゾーン
Ⅱ　傍脊椎交感神経節鎖ゾーン
Ⅲ　内分泌腺の神経制御点ゾーン
Ⅳ　椎間板ゾーン
Ⅴ　脊椎ゾーン
Ⅵ　傍脊椎筋および靱帯ゾーン
Ⅶ　自律神経溝（交感神経の起始核ゾーン）
Ⅷ　(a) 運動路 (b) 自律神経路 (c) 感覚路の投影を含む脊髄ゾーン

31 ノジェによる耳甲介の神経叢点

心臓神経叢点（特効点）

位置：中頸神経節の投影より内側、C2/3と同じ高さ（▶図31.1）。

適応症：高血圧、機能性心疾患

気管支肺神経叢点

位置：耳甲介腔、太陽神経叢ゾーンの終点（憂鬱点）の下（▶図31.1）。

適応症：気管支拡張作用

太陽神経叢ゾーン

位置：ゼロ点と憂鬱点を含むゾーン（▶図31.1）。

適応症：胃腸疾患

下腹神経叢点（泌尿生殖器神経叢）

位置：耳輪脚の上縁、耳甲介舟にかかる位置、耳輪上行部と対輪下脚が交差する部位とゼロ点のほぼ中間。オメガ・ポイント1と同一（▶図31.1）。

適応症：胃腸および泌尿生殖器疾患、腎疝痛

31 ノジェによる耳甲介の神経叢点

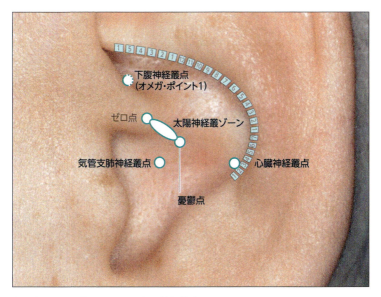

▶図31.1　ノジェによる耳甲介の神経叢点

比較参照：ノジェによる内臓の投影ゾーン（▶図31.2）

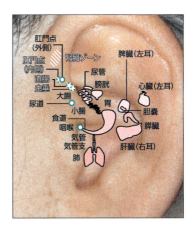

▶図31.2　ノジェによる内臓の投影ゾーン

32　中国式による三角窩の刺鍼点

49　膝

位置：対輪上脚の中心（▶**図32.1**）。

適応症 ： 膝関節の機能に関連した膝の痛み

■ メモ
フランス式の膝点は三角窩の中央にあり、どちらかと言えば膝関節の解剖学な投影になっている。

51　交感（交感神経点、自律神経点 I）

位置 ： 対輪下脚と耳輪の交差部 （▶**図32.1**）。

適応症 ：重要な耳鍼点。自律神経の調和、あらゆる内臓の自律神経のバランス調整。

55　神門 (Divine Gate)

位置：対輪上脚と対輪下脚によってできる角（分岐）の上、対輪上脚より（▶**図32.1**）。

適応症：最も重要な耳鍼点の１つ。

精神や感情のバランス調整に著効がある。痛みのある病状の実用的な治療点。抗炎症作用。

56　骨盤腔

位置：対輪上脚と対輪下脚によってできる角（分岐）（▶**図32.1**）。

適応症：骨盤部の痛み。

■ 補足情報
この56に一致するのがノジェ式の股関節点と骨盤点である。

57　殿部

位置 ： 三角窩の下縁、56骨盤腔より内側（▶**図32.1**）。

適応症：殿部の痛み

32 中国式による三角窩の刺鍼点

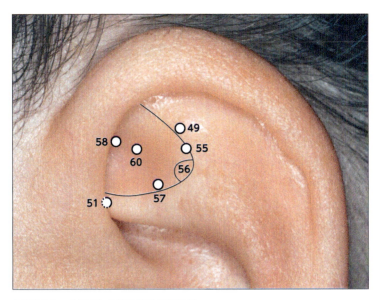

▶図32.1　中国式による三角窩の刺鍼点

58 内生殖器(子宮)

位置：三角窩、耳輪に近接（▶図32.1）。

適応症：術後疼痛など子宮摘出後（子宮全摘出）の病状

60 角窩中(端点)

位置：58内生殖器の外側（かつ下）（▶図32.1）。

適応症：気管支喘息

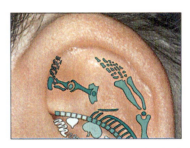

▶図32.2　ノジェによる三角窩の投影ゾーン

比較参照：ノジェによる三角窩の投影ゾーン（▶図32.2）

33 中国式による
耳輪上行部の刺鍼点

78 耳尖(ノジェ式の
アレルギー点)

位置：耳介を折りたたむとできる耳介の尖端(▶図33.1)。

適応症：アレルギー、気管支喘息など、総合的な免疫調節作用

79 外生殖器

位置：耳輪の上行部、対輪下脚が交差する部位と同じ高さ(▶図33.1)。

適応症：あらゆる種類の勃起障害、偏頭痛、排尿障害

80 尿道

位置：耳輪の上行部、対輪下脚下縁が交差する部位と同じ高さ(▶図33.1)。

適応症：尿路感染症、排尿障害

82 耳中(膈)

位置：耳輪脚の上行部、その起始部の頭腹側、はっきり触知できる小窩に取る。ノジェ式ゼロ点の局所解剖学的な位置に相当する(▶図33.1)。

適応症：血液疾患、鎮痙作用

> **❗ 補足情報**
>
> ノジェによれば、これは代表的なエネルギー制御点である。

83 分岐点

位置：耳輪脚の起始部(▶図33.1)。

適応症：中国式では特に大きな役割はない。

> **❗ 補足情報**
>
> ノジェによれば、太陽神経叢ゾーンの終点(憂鬱点)。

33 中国式による耳輪上行部の刺鍼点

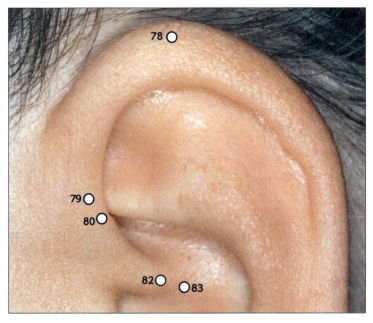

▶図33.1 中国式による耳輪上行部の刺鍼点

🪡 アドバイス
この点は、しばしば不安状態の治療に選ばれる。
「不安点」とも呼ばれる。

比較参照：ノジェによる耳輪上行部の重要な刺鍼点（▶図33.2）
- R点
- 外生殖器点
- 肛門点（外側）
- オメガ・ポイント1
- ゼロ点
- 憂鬱点
- 天気点

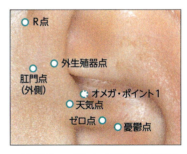

▶図33.2 ノジェによる耳輪上行部の重要な刺鍼点

34　ノジェによる耳輪の刺鍼点

オメガ・ポイント2

位置：耳輪上縁、耳介尖端の中国式78耳尖より前（▶図38.1）。

適応症：運動機能の重要な調節点。環境不適応の治療点。

R点（R・J・ブルディオール[Bourdiol]による）

位置：耳輪の上行部の延長上、顔との変わり目の小窩に取る（▶図34.1）。

適応症：心理療法の補助点

外生殖器点

位置：耳輪の上行部、対輪下脚と同じ高さ（▶図34.1）。

適応症：あらゆる種類の勃起障害、偏頭痛、排尿障害

肛門点（外側）

位置：耳輪の上行部、対輪下脚の延長との交差点あたり。

適応症：肛門疾患、肛門そう痒症

オメガ・ポイント1

位置：耳輪脚の上縁、耳甲介舟にかかる位置、耳輪上行部と対輪下脚が交差する部位とゼロ点のほぼ中間。

適応症：代謝性疾患、自律神経障害、アマルガム暴露（訳注：アマルガムには有害な水銀が含まれる）

天気点（クローペイ[Kropej]による）

位置：対輪下脚と耳輪が交差する部位と耳前切痕の中間（▶図34.1）。

適応症：天気の変化に敏感な場合（気象病、環境依存症候群[ARS]。狭心症、偏頭痛の補助点。右耳に見つかることが多い。

34 ノジェによる耳輪の刺鍼点

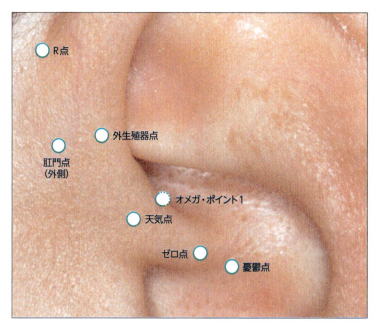

▶図34.1　ノジェによる耳輪の刺鍼点

🛈 アドバイス
妊娠中は相対禁忌。

比較参照：中国式による耳輪の重要な刺鍼点（▶図34.2）

- 78 耳尖（ノジェ式のアレルギー点）
- 79 外生殖器
- 80 尿道
- 82 耳中（膈）
- 83 分岐点

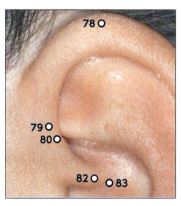

▶図34.2　中国式による耳輪の重要な刺鍼点

ゼロ点

位置：耳輪脚の上行部、その起始部の頭腹側、はっきり触知できる小窩に取る。中国式82耳中（膈）の局所解剖学的な位置に相当する（▶図34.1）。

適応症：ノジェによれば、これは代表的なエネルギー制御点である。

> **アドバイス**
> 精神自律神経消耗の場合には金の鍼で治療し、鍼の反応が過剰な場合は銀の鍼で治療する。

さらに、ゼロ点には強力な鎮痙作用がある。また、反射亢進と反射減退もこの耳鍼点で治療できる。

78　アレルギー点

位置：耳介を折りたたむとできる耳介の尖端（▶図34.2）。

適応症：アレルギー、気管支喘息など、総合的な免疫調節作用

憂鬱点

位置：耳輪脚の起始部（太陽神経叢ゾーンの終点）。中国式の83分岐点に相当する（▶図34.1）。

適応症：ノジェによれば、太陽神経叢ゾーンの終点。「不安点」とも呼ばれる。したがって、適応症は、不安状態、機能性胃腸疾患である。

35 ノジェによる耳輪内側の刺鍼点

ゲスターゲン （黄体ホルモン）点

位置：耳輪上行部のヒダ近く、内側、対輪上脚と同じ高さ（▶**図35.1**）。

適応症：ホルモンのアンバランス、ホルモンに関連する偏頭痛

レニン／ アンジオテンシン点

位置：腎臓実質ゾーンの上方、内側（▶**図35.1**）。

適応症：動脈性高血圧（右耳に銀の鍼で治療）、低血圧（右耳に金の鍼で治療）

腎臓実質ゾーン

位置：耳輪内側、ほぼ三角窩の高さ（▶**図35.1**）。

適応症：腎疾患

痔疾点（尾骨点）

位置：対輪下脚の端（耳輪に隠れた部位）（▶**図35.1**）。

適応症：痔疾、尾骨部の痛み（尾骨痛）

子宮点

位置：ほぼ対輪下脚と耳輪の交差部、内側（▶**図35.1**）。

適応症：月経困難症、子宮摘出後の障害

> 🛈 **アドバイス**
> 耳輪上行部の耳鍼点への施術は妊娠中は禁忌。

前立腺点

位置：卵巣／精巣点と子宮点の中間、内側（▶**図35.1**）。

適応症：前立腺炎、前立腺障害

35 ノジェによる耳輪内側の刺鍼点

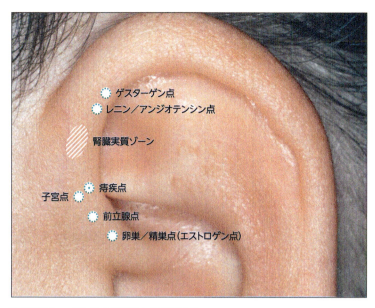

▶図35.1　ノジェによる耳輪内側の刺鍼点

卵巣／精巣点 (エストロゲン点)

位置：耳前切痕のやや上、耳輪上行部の内側、反転部から約2mm（▶図35.1）。

適応症：ホルモン異常、ホルモンに関連する偏頭痛

比較参照：中国式による耳輪の重要な刺鍼点（▶図35.2）
- 79 外生殖器
- 80 尿道
- 82 耳中(膈)
- 83 分岐点

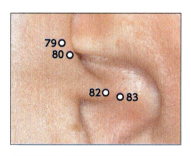

▶図35.2　中国式による耳輪の重要な刺鍼点

36 中国式による内臓の投影ゾーン

84 口

位置：耳前切痕の上部（▶図36.1）。

適応症：三叉神経痛、口内炎

85 食道

位置：耳輪脚の上行部中央の下（▶図36.1）。

適応症：食道部の疾患

86 噴門

位置：食道（85）の外側（▶図36.1）。

適応症：胃疾患、逆流

87 胃

位置：耳輪脚を取り巻く（▶図36.1）。

適応症：胃疾患、胃炎、潰瘍、吐き気、嘔吐

88 十二指腸

位置：耳甲介舟、耳輪脚の上（▶図36.1）。

適応症：胃腸疾患

89 小腸

位置：耳甲介舟、十二指腸（88）の内側（▶図36.1）。

適応症：胃腸疾患

90 虫垂4

位置：小腸（89）の内側（▶図36.1）。

適応症：リンパ腺活性作用がある

91 大腸

位置：耳甲介舟、尿管（94）の向かい側（▶図36.1）。

適応症：胃腸疾患、腹張、便秘、下痢

36 中国式による内臓の投影ゾーン

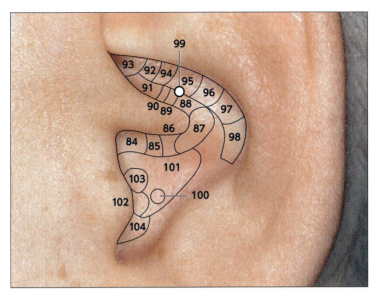

▶図36.1　中国式による内臓の投影ゾーン

92 膀胱

位置：大腸(91)の上(▶図36.1)。

適応症：泌尿生殖器疾患、排尿障害、失禁

比較参照：ノジェによる内臓の投影ゾーン(▶図36.2)

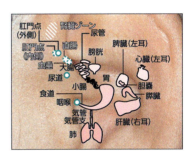

▶図36.2　ノジェによる内臓の投影ゾーン

93 前立腺

位置： 耳甲介舟、耳輪上行部と対輪下脚がつくる角（▶図36.1）。

適応症： 前立腺疾患、排尿障害、勃起障害

94 尿管

位置： 膀胱（92）の外側（▶図36.1）。

適応症： 排尿障害

> 🗲 **アドバイス**
> 腎（95）と組み合わせることが多い。

95 腎

位置： 耳甲介舟上部の中央（▶図36.1）。

適応症： 耳鍼で最も重要なゾーンの1つ。泌尿生殖器疾患のほか、関節障害、月経障害、偏頭痛、不眠症、耳の機能性疾患および耳疾患、さらに依存症治療にも選択される。

これらの耳鍼点（▶図36.1）は、位置が固定されているわけではなく、ゾーン内にあると考える。最も敏感な点に鍼を刺す。

> 🗲 **アドバイス**
> 耳鍼点はその「意味」にしたがって施術する。

> ┌─ **注意** ───
> 外耳道付近の耳鍼点には注意すること（血管迷走神経に失調をきたす危険がある）。

96 膵臓／胆嚢

位置：腎（95）の隣（▶図36.3）。

! 補足情報

中国式では、胆嚢は右耳に、膵臓は左耳に投影される。ノジェによれば、膵臓頭部は右耳に投影されるが、体部と尾部は左耳に投影される。

適応症：胆嚢疾患、消化不良

97 肝

位置：耳甲介舟と耳甲介腔の変わり目、胃（87）の外側、対輪に近接（▶図36.3）。

! 補足情報

右耳では、肝は97と98に投影されるが、左耳では97に投影される。

適応症：胃腸疾患、血液疾患、皮膚疾患、眼疾患。依存症治療の重要ゾーン。

98 脾

位置：耳甲介腔、肝（97）の下側、対輪に近接（▶図36.3）。

適応症：消化不良、血液疾患

99 腹水

位置：88（十二指腸）、89（小腸）、95（腎）の中央（▶図36.3）。

適応症：肝臓疾患の補助点

100 心

位置：耳甲介腔の中央（▶図36.3）。

適応症：精神自律神経の失調症、高血圧、低血圧、不眠症、不安、心疾患、鬱病

101 肺

位置：心（100）を取り巻く（▶図36.3）。

適応症：呼吸器疾患、皮膚疾患。依存症治療、特にニコチンの禁断症状に選択される

102 気管支

位置：肺（101）の内側、外耳道に近い位置（▶図36.3）。

適応症：呼吸器疾患

103 気管

位置：気管支（102）の上（▶図36.3）。

適応症：呼吸器疾患

104 三焦

位置：気管支（102）の下（▶図36.3）。

適応症：ホルモン障害の補助点

36 中国式による内臓の投影ゾーン

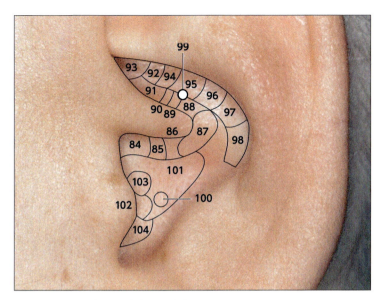

▶図36.3　中国式による内臓の投影ゾーン

比較参照：ノジェによる内臓の投影ゾーン（▶図36.4）

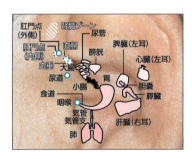

▶図36.4　ノジェによる内臓の投影ゾーン

37　ノジェによる内臓の投影ゾーン

　上半身の臓器は耳甲介腔に投影される。下半身の臓器は耳甲介舟に投影される。

　例外：心臓は対輪に、腎臓と生殖器は耳輪上行部に投影される（▶図37.1）。

⚠ メモ
血管とリンパ管は属す組織の近くに常に投影される。

心臓

位置：対輪上、T4-T7の高さ、左耳（▶図37.1）。
（p.165の▶図30.1参照）

適応症：ポンプ機能の補助効果。

肺

位置：耳甲介腔の中央（▶図37.1）。

適応症：呼吸器疾患

気管支

位置：肺ゾーンの上、耳前切痕に向かう（▶図37.1）。

適応症：呼吸器疾患

気管

位置：気管支ゾーンの内頭側（▶図37.1）。

適応症：呼吸器疾患

咽喉

位置：耳甲介腔、耳前切痕の部位（▶図37.1）。

適応症：呼吸器および咽喉疾患、依存症治療

食道

位置：耳輪脚の下、顔より、咽喉ゾーンに向かって細くなる（▶図37.1）。

適応症：食道部位の疾患

胃

位置：耳輪脚を半月状に囲む（▶図37.1）。

適応症：胃疾患

十二指腸

位置：胃ゾーンに隣接、頭側方向（▶図37.1）。

適応症：胃および十二指腸疾患

小腸

位置：耳甲介舟の下中央（▶図37.1）。

適応症：胃腸疾患

大腸

位置：耳甲介舟の上部（▶図37.1）。

適応症：胃腸疾患

虫垂

位置：耳輪上行部の後方、耳甲介舟とぶつかる角、耳甲介舟の内側縁（▶図37.1）。

適応症：障害が起きやすいゾーン、耳鍼での治療が可能。

直腸

位置：耳輪上行部の下、耳甲介舟の前内側部（見えない位置）（▶図37.1）。

適応症：胃腸疾患

肛門

位置：内側の粘膜要素：耳輪脚の下にもぐる対輪下脚の上（▶図37.1）。

適応症：肛門疾患、痔疾

肝臓

位置：右耳、耳甲介の外側中央（▶図37.1）。

適応症：肝臓疾患、肝炎治療の補助

胆嚢

位置：耳甲介舟の中央1/3（▶図37.1）。

適応症：胆嚢疾患、偏頭痛

膵臓

位置：耳甲介舟、胆嚢ゾーンの下（▶図37.1）。

膵臓の「内分泌部分」はT12の高さで対輪に投影される。
（T12：p.165の▶図30.1参照）

適応症：膵臓疾患

脾臓

位置：左耳、耳甲介舟、膵臓ゾーンの上（▶図37.1）。

適応症：太字血液疾患、消化不良

腎臓ゾーン

位置：裏側、三角窩の中央の高さの耳輪の下（▶図37.1）。

適応症：腎疾患

尿管

位置：耳甲介舟、膀胱ゾーンの内側に隣接（▶図37.1）。

適応症：尿管疾患

膀胱

位置：耳甲介舟、上部腰椎の投影ゾーン（▶図37.1）。

適応症：膀胱疾患

尿道

位置：耳輪上行部の前縁、軟骨の縁に触れる部位（▶図37.1）

適応症：尿道疾患

比較参照：中国式による内臓の投影ゾーン（▶図37.2）
- 84　口
- 85　食道
- 86　噴門
- 87　胃

37 ノジェによる内臓の投影ゾーン

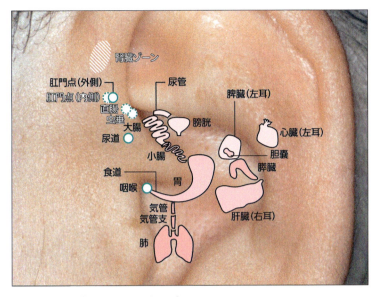

▶図37.1 ノジェによる内臓の投影ゾーン

- 88 十二指腸
- 89 小腸
- 90 虫垂4
- 91 大腸
- 92 膀胱
- 93 前立腺
- 94 尿管
- 95 腎
- 96 膵臓／胆嚢
- 97 肝
- 98 脾
- 99 腹水
- 100 心
- 101 肺
- 102 気管支

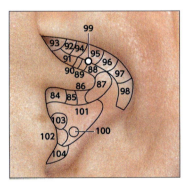

▶図37.2 中国式による内臓の投影ゾーン

- 103 気管
- 104 三焦

38　耳介のエネルギー線と治療線

耳介にはいくつかのエネルギー線と治療線が描かれてきた。治療線沿いには、しばしば有効な刺鍼点が見つかる（▶図38.1）。一般に、それらが個々の治療計画を立てるときの基本的な骨組みになる。

対珠後窩

位置： ゼロ点から対珠と対輪の間の陥凹部を通り耳介の縁まで直線を引く。これを対珠後窩と呼ぶ（▶図38.1）。重要な耳鍼点（29a、29、29b、29c）がこの線上にある。

29a　乗り物酔い／吐き気点

位置： 対珠と対輪の変わり目、25脳幹点（対輪と対珠の変わり目、対輪の縁ぎりぎりの部位）と29後頭骨点の間（▶図38.1）。

適応症：吐き気、嘔吐、乗り物酔い

29　後頭骨点

位置： 対珠後窩上、29a乗り物酔い／吐き気点と29bジェローム点のおよそ中間（▶図38.1）。

適応症：重要な鎮痛点、特に頭痛

29b　ジェローム点（リラックス点）

位置： 対珠後窩上、自律神経溝との交差点（▶図38.1）。

適応症： 自律神経系に対する調和作用のある重要な耳鍼点。心身症、性機能障害、不眠症。

> 🔧 **アドバイス**
> ノジェによれば、29bは、入眠障害の場合は金の鍼で、中途覚醒の場合は銀の鍼で治療する。

29c 渇望点

位置 ： 対珠後窩の端、耳介の縁との交差点（▶図38.1）。

適応症：心身症、依存症治療

感覚線

ノジェは、前頭骨点（中国式の33額）、側頭骨点（中国式の35太陽）、後頭骨点（29後頭点）を結ぶ線を感覚線と呼ぶ。この線は、体の刺鍼点、PdM（Point de Merveille）とGV16（風府）のように、頭部に向かう活力に満ちた血流と関連している（▶図38.1）。

対珠後窩と感覚線は耳鍼療法の基礎的な2本の柱である。異彩を放つ各点は、関連する脊柱部とともに疼痛治療における基本治療に選ばれる場合がある。

ストレス溝

位置 ： これは耳垂を斜めに横切る溝である（▶図38.1）。ストレスにさらされている患者やストレスに適切な方法で対処できない患者にしばしば見られる。この溝はあくまで診断上重要なものであって、治療には用いない。

自律神経溝

位置 ： 自律神経溝は、対珠後窩から頭側に向かい、対輪下脚と耳輪上行部の交差部まで耳輪の内側に沿って走る（▶図38.1）。

適応症 ： 自律神経溝は耳鍼の重要な治療要素である。治療に先立ち、反応のある治療点がないかどうか調べるべきである。

オメガ・ポイント線

これは、ノジェによる3つのオメガ・ポイントを結ぶ線である。耳珠の最突出部を通り垂直に走る（▶図38.1）。

ノジェは耳介を次の3つに分割する。

- 内胚葉ゾーンには代謝が割り当てられる。
- 中胚葉ゾーンには運動系が割り当てられる。
- 外胚葉ゾーンには頭部と中枢神経系、したがって高度な調節が割り当てられる。

この3分割に応じて、ノジェは各ゾーンの制御点を発見した。

オメガ・ポイント2

位置：耳輪上縁、中国式78耳尖より鼻側、耳珠の最突出部を垂直に通る想像線上（▶図38.1）。

作用範囲：中胚葉ゾーン、三叉神経の耳介側頭神経が分布する領域

割り当て：運動機能。環境不適応の治療点。

オメガ・ポイント1

位置：耳輪脚の上縁、耳輪上行部と対輪下脚が交差する部位とゼロ点のほぼ中間、耳珠の最突出部を垂直に通る想像線上（▶図38.1）。

作用範囲：内胚葉ゾーン、迷走神経が分布する領域

割り当て：代謝

マスター・オメガ・ポイント

位置：耳垂の下部、耳珠の最突出部を垂直に通る想像線上（▶図38.1）。

作用範囲：外胚葉、頸神経叢が分布する領域

割り当て：頭部と中枢神経系

フォン・スタインブルクのめまい線

位置：対珠後窩と対珠上縁のやや内側に沿う線。めまいの場合に用いられる（▶図38.1）。

適応症：めまい

刺鍼法：めまい線上の最も敏感な点（1つまたは複数）を探す。

38 耳介のエネルギー線と治療線

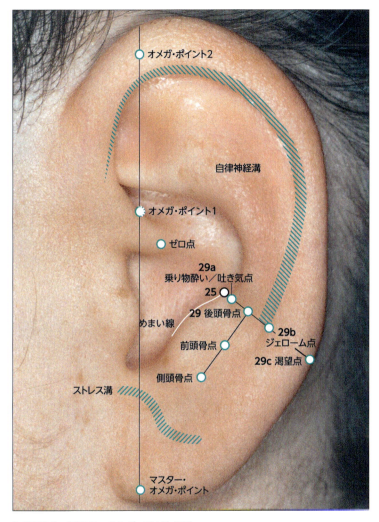

▶図38.1　耳介のエネルギー線と治療線

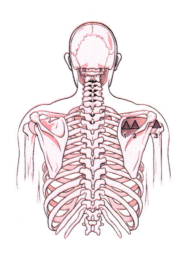

パート3
トリガーポイント
Trigger Points

39 トリガーポイントの定義

「筋膜トリガーポイント（MTrP）」は、1950年代にサイモンズ（D. J. Simons）とトラベル（J. Travell）が筋肉局所の限局性の硬化を指して名づけた用語である。この硬化部位は触診すると痛み（感圧）、離れた部位にも痛みを感じさせる（関連痛）。トリガーポイントは、トリガーポイント部位に針を刺したり、浸潤麻酔をしたりすると筋肉の局所単収縮反応が起きることが特徴である。しばしば、この現象はトリガーポイント部位を深く押すと早くも誘発される。あるトリガーポイントは1本の筋線維の筋節が収縮することに起因する。複数の筋繊維によって形成される収縮結節（円板）は比較的容易に触知できる（▶図39.1）。筋線維の残りの部分は引き伸ばされて、やはり容易に触知できる硬い筋肉の帯（索状硬結）を形成する。慢性的なトリガーポイントの場合、Z線（帯）に組織学的な変化が見られる。筋電図検査（EMG）をすると、α運動ニューロンの活動は検出されないが、トリガーポイント部位の電気活性が活発であることがわかる。

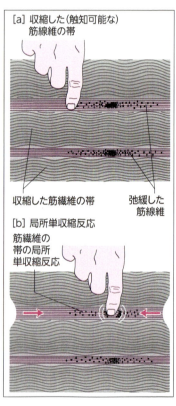

▶図39.1 トリガーポイント複合体の図解

疫学

ラスペ（Raspe）の研究によれば、ドイツにおける背部痛の生涯有病率

は80％を上回る[104]。時点有病率、すなわち調査時点で背部痛がある人の比率は約35％と予想される[103]。

整形外科医による全治療の過半数および一般医による全治療の25％が背部痛に対するものである[103]。さらに、下背部痛（腰痛）患者全体の25％で筋骨格障害に対する支出の約95％を占めるという調査もある[139]。米国では、筋骨格障害に対する支出総額が国民総生産（GNP）の1％を占めると予想される[141]。ドイツでは、背部痛に起因する障害に要した総費用は1998年に170億ユーロであった[17]。

しかし、背部痛患者の多様な症状の原因が深刻な構造上の問題にあると考えるのは間違っている。それどころか、難治性の諸症状はしばしば、平凡な筋肉の緊張に姿勢不良や二次的な関節運動障害が組み合わさって引き起こされるにすぎない。投薬や理学療法による西洋医学的な治療は、往々にして患者と治療者の双方にとってもどかしい結果になる。急性の筋筋膜性疼痛症候群の自然治癒率は高いが（90％以上）、再発率もまた極端に高い。結果的に、機能障害の再発は慢性的な筋筋膜性疼痛症候群に発展することが多い。

筋生理学

基本的な筋肉組織の緊張は、交感神経系の活動と直接的に結びついている。交感神経の活動が活発になると常に筋緊張が亢進する[84]。弛緩している筋肉はEMGで電気活性を示さない[9]。

粘弾性の筋緊張（筋トーヌス）と収縮活動を区別することが重要である[85]。粘弾性緊張は、筋原線維（訳注：アクチン・フィラメントとミオシン・フィラメント）が相互に滑り重なることによって影響され[31]、大きな運動の間は減退する[138]。筋緊張の変化の大部分は電気活性の変化を示している。筋緊張はγ運動ニューロンによって調節される。筋紡錘の伸張受容器は、単シナプス反射で筋肉の長さの変化に反応する。したがって、筋肉が伸張するとα運動ニューロンの活動が活発になる。収縮時または安静時であれば、筋紡錘からの求心性信号は期待されない。γ運動ニューロンからの求心性信号は、筋紡錘内の小さな錘内筋線維を刺激し、筋紡錘が収縮する。その結果、筋緊張が増大する。筋肉を外傷性の断裂から守るために、ゴルジ腱器官に特殊な伸張受容器がある。この受容器は、筋肉の急激な受動

的伸張や過剰な能動的収縮があると刺激され、α運動ニューロンの反射を抑制して筋緊張を減少させる。

安静時の筋緊張を変化させる要因は多数ある。まず、痛みが周辺筋肉の緊張に影響を与える。痛みの原因が筋肉そのものにある場合、α運動ニューロンはまったく電気活性を示さない。しかし、痛みの原因が、内臓痛や関節性疼痛など、脊髄分節反射にある場合、周辺筋肉の緊張を増大させることが多い（▶図39.2）[86]。

また、精神的緊張も筋緊張を増大させる。これはしばしば上肢帯（肩甲帯）の特定の部位に限定される[83]。寒さや湿度などの気象要因も筋緊張を増大させる一因である[133]。

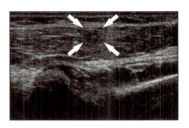

▶図39.2　長橈側手根伸筋にあるトリガーポイントの超音波画像

筋筋膜性疼痛の病態生理学

筋筋膜性疼痛症候群は通常、単発の、もしくは反復的な筋肉の損傷から始まる。たとえば、急激な過伸張、あるいは頻度は低いが、筋肉の特定の部位に外傷を負わせる直接的な強打に反応した場合などである[8,122]。筋筋膜性疼痛症候群は、反復的な、たいていは単調な腕や手の運動を望ましくない姿勢で行う患者によく見られる[4,79]。最も罹患しやすいのは、ミュージシャン[27,112]、コンピュータに向かう仕事の人[53]、工業および組み立てライン労働者[3,121]だが、反復運動が問題を引き起こすアスリートも該当する[25,40]。

筋収縮は脊髄前角細胞の運動ニューロンの活動電位によって誘発される。活動電位は神経筋接合部（運動終板）のシナプス前膜のイオンチャネルを開き、神経終末にCa^{++}イオンを流入させる。その結果、シナプス間隙にアセチルコリン（Ach）が放出され、それが今度は筋線維のシナプス後膜のイオンチャネルを開き、筋線維の表面全体に広がる新しい活動電位を形成する。収縮の最小単位は筋節である。筋節ではアクチン分子とミオシン・ヘッドが滑り重なっている。そうなるためには、エネ

39 トリガーポイントの定義

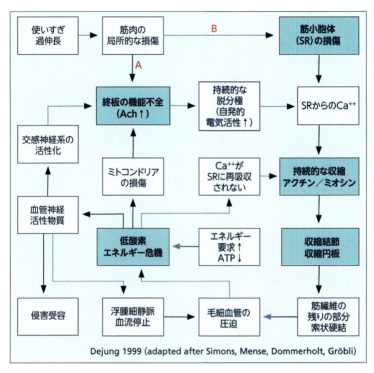

▶図39.3　筋筋膜性疼痛症候群の病態生理学

ルギー運搬物質のATP（アデノシン3リン酸）が必要である。アクチン・フィラメントからミオシン・ヘッドを離すにはさらにエネルギーを必要とする。十分なATPがなければ、ミオシン・ヘッドはアクチンから離れられず、硬直複合体を形成することになる。エネルギー危機説によれば、筋肉の特定の場所に存続する硬直複合体が筋筋膜性障害の病態生理学的な根拠である[122]。

エネルギー危機説は、トリガーポイントに関する組織学的な研究や筋電図による研究の成果とともに、観察される現象の最も有力な説明である。しかし、確定的な答えは現在のところ出ていない。サイモンズの唱えた運動終板説が完全な説明であることを示す知見も現在のところない。さらなる研究が必要である。

39 トリガーポイントの定義

筋筋膜性疼痛症候群の発症は常に罹患筋の急な、または慢性的な使いすぎや過伸張が原因である（▶図39.3）。理論的には、次の2つの損傷パターンが考えられる。

● 第1に、終板の機能が阻害される。そうなると少量のアセチルコリンがシナプス間隙に放出されつづける。α運動ニューロンはまったく活動電位を示さない。アセチルコリンの放出は筋線維のシナプス後膜の脱分極を持続させる。この活動電位は終板の自発的電気活性として記録される[52]。

● 第2に、もっと最近の研究によれば、局所的な筋肉の損傷によって筋小胞体が外傷性の損傷を受け、それによってCa^{++}イオンの放出が増える場合があるという。この関係では、終板と収縮結節（円板）の間に一定の距離が観察されている[99]。ポングラッツ（Pongratz）は、この現象が続いて起こる病態生理学的なプロセスの原因だとしている。

発生した活動電位は筋線維の細胞膜のあらゆる方向に広がり、横細管（T細管）を介して筋繊維内の筋小胞体に到達する。その結果、Ca^{++}イオンが持続的に放出される。

トリガーポイント形成の病態生理学的な原因として、筋小胞体におけるカルシウムイオンの漏出も議論されている。損傷した終板または損傷したカルシウムイオン区画は筋節の拘縮を常態化させる。こうなると大量のカルシウムとATPを消費する。収縮した筋節がかなり集まると収縮結節（円板）が生じ、これら筋線維の収縮結節（円板）が結合して触知可能なトリガーポイントを形成する。罹患した筋線維の残りの部分は、引き伸ばされて触知可能な索状硬結を形成する。罹患した筋線維の過伸張は毛細血管を絞扼し、よって筋全体の虚血が生じる。ATPの需要が増加しているときにATPが枯渇すると、筋肉の関係部分がエネルギー危機に陥る。低酸素によってこれに拍車がかかり、トリガーポイントの酸素分圧が0に降下する。低酸素になるとミトコンドリアが損傷し、したがって終板の機能不全が助長される。このエネルギー欠乏はアクチン・フィラメントとミオシン・フィラメントの分離を阻止するため、硬直複合体が形成されることになる（▶図39.4）。

筋肉の低酸素血症とエネルギー危機は、ブラジキニン、セロトニン、ヒスタミン、サブスタンスPなど、血管神経活性物質の放出を引き起こ

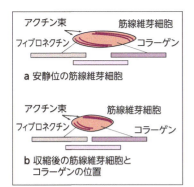

▶図39.4　修復期に新しく形成された結合組織構造が、2週間後に筋線維芽細胞の影響下で収縮しはじめる。

し、その結果、トリガーポイント周辺部位が充血する。血管透過性も亢進するため、反応性の静脈鬱血と細動脈への血液流入による充血を伴う局所的な浮腫が生じる。これが

さらにトリガーポイント内の虚血を促す。好気性代謝から嫌気性代謝に切り換わると、組織にアシドーシスが生じ、その結果、筋肉の侵害受容器が過敏になり、刺激される（▶図39.5）。血管神経活性物質の放出はまた交感神経系を活性化する。交感神経の活動が活発になると、終板でのアセチルコリンの放出が増えるため、終板の機能不全がさらに悪化する。

以上の病態生理学的な機序は、患者個々の状態から生じる要因によってさらに強化される。つまり、筋肉に対する毛細血管供給の不十分さや貧弱なミトコンドリアの形成に加え、運動不足が悪循環を促進するのである。基本的には、筋緊張を増

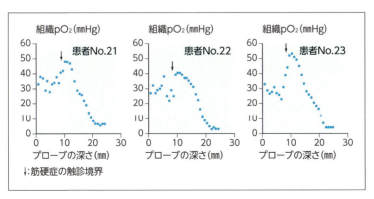

▶図39.5　緊張した背筋の組織酸素分圧（pO_2）の測定

大させるあらゆる要因が毛細血管の絞扼につながる。そして筋硬症が生じれば、それが運動神経の機能を妨げ、したがって終板の機能に直接的な負の影響を及ぼす[16]。

トリガーポイントの発生に対する統合仮説を支持する研究結果はほかにもある。

クアン（Kuan）率いる作業部会[72]は、筋膜トリガースポットの脊髄との関係を検討した。異常のない筋肉の求心性神経線維と遠心性神経線維と比較して差異は見られなかった。しかし、トリガーポイントがある筋肉の運動ニューロンは直径が小さかった。

シャーほか（Shah et al）[118,119]が提示した結果によれば、微小透析法を用いて調べると、異常のない筋肉と比較して、炎症組織メディエーター（媒介物質）の有意な増加と組織pHの低下が見られた。これらの結果が正しいか否かはまだ立証されていない。

最近、筋膜の治療への関心が高まっており、特にオステオパシーによる治療法からも注目が集まっている。、ヘパオレッティ（Paoletti）[92]によれば、筋膜とは、あらゆる器官系を相互に連結する基本的な結合組織構造である。特に筋肉には、収縮要素を含む筋膜構造がある。体は無駄を最小にしようとするので、主として姿勢（静的支持）機能を担う筋肉には厚い筋膜が備わっている。筋膜は筋肉の緊張（伸長）を受け、望ましい緊張（トーヌス）を維持することができる。こうして、体は最小のエネルギーで長時間、静的姿勢を維持することができる[92,117]。

トリガーポイントを含む慢性的な筋硬症が生じると、筋膜と筋肉が再編され、結合組織が硬化することになる。これは治療結果を少なからず左右する。一般に関節部位に見られる可動制限を徒手療法によって緩和すること、あるいはトリガーポイントのみを治療することに加えて、筋膜の収縮も同時に治療する必要がある[50,108]。

筋筋膜性疼痛症候群の慢性化モデル

短期間の酷使による損傷という状況で急性のトリガーポイントを治療するのならば、たいてい問題は生じない。トリガーポイントを治療すれば、症状は完全に消えるだろう。しかし、慢性的な筋筋膜性疼痛症候群の場合、治療がかなり難しくなる。トリガーポイントにおける末梢性痛覚過敏についてはすでに述べられている[106]。脊髄後角で侵害受容信号の流入が続くと、脊髄ニューロンにワインドアップ現象（訳注：ニューロンの刺激に対する反応が増大し、より小さな末梢刺激でも疼痛が引き起こされる現象）という変化が起きる。介在ニューロンの反応が変化すると、脊髄後角において一次または二次投射ニューロンが過敏になる。広作動域ニューロン（WDRニューロン）は前脊髄視床路の上行経路を経由して侵害受容信号を視床に送る。ここで、信号は（大脳）内包と外包を経由して大脳辺縁系に伝達され、そこから大脳皮質に入る。再編成が大脳系でも起こる結果、罹患筋（または体の部位）の投射ゾーンに変化をきたし、また疼痛の過剰再現によってマインドマップ（思考地図）にも変化をきたす。しばしば、障害は下行性疼痛抑制系で発生する。こうした機序によって、初めは末梢性の侵害受容障害が、主として分節性の障害から発達し、局所的な障害となり、最後には全身性の疼痛障害に至るわけである。この状況になると、患者は痛みの知覚の変化に耐え、たいていは不利な方法で対処していくことになるから、かなり日常生活が妨げられる。この障害を生物心理社会的な疾患モデル[29]に統合することは、患者にとって難しいばかりか、患者の病気の概念を受け入れがちな医師にとっても難しく、それが典型的な因果関係パターンを強化してしまう（「問題の部位を治療して治す」）。

無力感や絶望感などの否定的な対処法[42]や職場での不満[29]も、望ましくない治療結果の重要な予兆であることを念頭に置くべきである。したがって、筋筋膜性疼痛障害は短期間で慢性化する可能性があることを踏まえて、その多様な治療概念にトリガーポイントの治療も含めることが不可欠である。

基本的な治療上の考慮点

トリガーポイントを適切に治療するためには、罹患筋を筋筋膜緊張体系（Myofascial Tension System）に従って分類しなければならない。この体系はリチャードソンおよびジュルほか（Richardson and Jull et al）によって1999年に提唱されたものである[106]。この体系では、深層筋は部分的安定に欠かせない骨靭帯構造であり、浅層筋を構成するのは、ほとんどが主に運動筋として機能する長い多関節筋である。この2層の間には、バランスと活動中の部分的安定を担う筋肉の層がある。

「深層」の例は、脊椎の筋肉のような局所的な筋肉、すなわち回旋筋、多裂筋、頸長筋、頭直筋である。上肢の筋肉では棘下・棘上筋、肩甲下筋、小円筋が含まれる。下肢の筋肉では膝窩筋が含まれる。「中層」の例は、外腹斜筋、三角筋、外側・中間・内側広筋である。「浅層」の全体的に機能する多関節筋の例は、腹直筋、胸鎖乳突筋、斜角筋、僧帽筋、広背筋、上腕二頭筋（長頭）、大腿直筋、大腿二頭筋である。

この細分類の臨床上の妥当性は明白である。部分的な不安定さを防ぐには局所的な筋肉のトレーニングが強く推奨される。痛みの再発防止のリハビリテーション・プログラムという局面では、その長期的な効果が研究によって立証されている[49]。局所的な筋肉の不快感にはきわめて頻繁に筋骨格の諸症状が伴う[66,91]。

多関節筋の障害は筋骨格の急性症状に関連することが多く、慢性症状に関連することはあまりない[51,56]。よくあるのは、未熟な活動が原因で筋収縮が起きることである。このタイプの筋肉は、筋周囲長が極端に減少して筋萎縮しやすい傾向がある。これと比較すれば、局所的な筋肉はタイプI線維（訳注：遅筋繊維）の減少を示し、その場合には、毛細血管と筋繊維の外周が明らかに減少する一方、脂肪と結合組織の部分が増加する。

この筋群の臨床検査では、随意最大筋力を調べることになる。全体的な単関節筋の場合、筋肉の機能テストでは強度、持久力、筋肉バランスを調べ、全体的な多関節筋の場合、伸張感受性、誘発、筋肉バランスを調べ、また神経構造もテストして調べる。

具体的な
トリガーポイントの
診察と
基本治療の考慮点

　最も重要な診断ツールは、まずトリガーポイントがあるかもしれないという可能性を考えることである。トリガーポイントは患者の特徴ある訴えが手がかりとなるため、重複する投射痛ゾーンから異なるトリガーポイントを見きわめるには、治療者が解剖学と生理学にきわめて精通していることが要求される。

　ユーバーアルほか（Überall et al）が提唱したDGS-Practice Questionnaire for Therapy of Spine, Back, Shoulder and Neck Pain[135]は、筋膜の諸症状の診断に役立つテストである。トリガーポイントは筋腹の中央に見つかることが多い。オステオパシーの原則を考慮し、臨床経験に基づけば、筋膜トリガーポイント（MTrP）は主動筋（アゴニスト）にも拮抗筋（アンタゴニスト）にも見つかると言える。オステオパシーでは、伸張による過緊張と収縮（短縮）による過緊張とを区別する。指の屈筋と伸筋を例にすると、日常の診療に関連性のある観点から伸張性過緊張と収縮性過緊張の違い

がわかりやすいだろう。これは主として多関節の主動筋と拮抗筋、たとえば、前腕の筋肉に当てはまる。こぶしを握るには、指の屈筋と伸筋が同時に収縮しなければならない。すなわち、屈筋は収縮し、伸筋は過伸張になる。もし、特に指の屈筋が持続的に収縮したならば、これらの筋肉に潜在的な、すなわち非活動性のトリガーポイントが生じるだろう。患者は、関連痛という意味では、手に放散症状を訴えることはまずない。触診すると、これらのトリガーポイントは局所単収縮反応も示すだろう。しかし、臨床経験から、伸張性過緊張の筋肉（この例では総指伸筋）に関しても、索状硬結が生じ、この比較的弱い筋肉（指の屈筋と比べれば）の筋腹に触知可能なトリガーポイントが生じる可能性があることがわかっている。そうなれば前腕から手にかけて投射痛を引き起こすことがある。収縮による過緊張は、過剰な運動か、筋肉を支配する神経線維の炎症に起因するニューロンの過剰刺激によって生じる。こうした神経の炎症は、神経根の炎症や神経圧迫（絞扼性ニューロパチー[神経障害]）が原因となりえる。

　以上のような筋緊張の差異を見きわめ、区別することが治療成功の鍵

39 トリガーポイントの定義

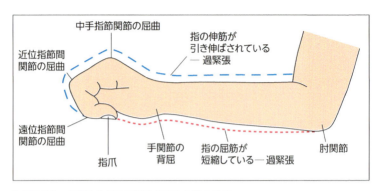

▶図39.6　収縮した指の屈筋と伸展した指の伸筋

を握っている。伸張性過緊張の筋肉のトリガーポイントを不活性化しても短期的な治療効果しかない場合があることは筋が通っている。収縮性過緊張の筋肉という根本原因の筋肉のアンバランスを解決していないからである。伸張性過緊張の筋肉の部位にあるトリガーポイントの不活性化を持続させるには、ストレッチなど、短縮した筋肉の治療が必要である。筋肉を短縮させる原因となった根本的な経過の治療が含まれることは言うまでもない（▶図39.6）。

　診察の際は、一指による触診、または示指と母指でつまむ触診（挟圧法）で問題のある筋肉の位置を定めることになる。トリガーポイント部位では筋肉の局所単収縮反応が誘発されることがよくあり、この反応はトリガーポイントの投射ゾーンに達する特有の痛みの投射を伴う。しばしば、対応する随伴性トリガーポイントも存在し、これも治療対象にすべきである。

一方、筋膜トリガーポイント（MTrP）は超音波や磁気共鳴画像（MRI）を用いて診断することも可能である。超音波エラストグラフィー（組織弾性映像法）では、索状硬結の触知可能な収縮結節を見つけることができる。シクダールほか（Sikdar et al）[120]は、主に振動ソノエラストグラフィー（外部の振動源とドップラー超音波または複式超音波を組み合わせた技術）を利用した研究を行った。この研究は、テーラーほか（Taylor et al）[128]による研究を基盤にしたものであり、トゥローほか（Turo et al）[134]によって追認されている。こうした研究では、トリガーポイントは限局性で、楕円形の、ほぼ低エコー帯として示され、触知可能な局所筋肉の硬化と相関性があった。周囲にある結節の識別も可能であった。活動性トリガーポイントと潜在性トリガーポイントのサイズに有意な差はなかった。複式超音波では、MTrPの近くに心臓拡張期の逆流を示す小動脈または拡張した細動脈が顕著に存在し、高抵抗性の血管床があることが示された。こうした局所的な変化は、MTrPのない対照群には見られなかった。

高解像の磁気の強さが3テスラのMRIを用いると、きわめて狭い視野の構造を高解像度で、かつ鮮明な軟組織のコントラストで見ることができる。トリガーポイントの上の皮膚は、ニトログリセリン・カプセルでマークされる。これらのマーカーは、MRI検査で容易に視認でき、皮下の触知可能なトリガーポイントとの画像—形態学的な正の相関を明らかにすることができる。それはMR画像の筋肉内にはっきりとした円形の信号変化を示す。T2強調画像検査では、周辺筋肉と比較してトリガーポイントの中心に等信号に近い領域が見られた。周辺領域は、低信号と、やや焦点がぼやけた高信号の境界によって輪郭が描かれた。こうした硬化部の一部は山形（V字型）であった。鬱血によって血管の数が増えることが形態学的MRIによって確認された。触知可能な索状硬結の剛性は9.0kPa（キロパスカル）であり、異常のない筋肉の剛性を50％超えていた[21]。

トリガーポイントの治療には多くの選択肢がある。中でもドライニードリングが最も効果的な方法である[41]。ドライニードリングでは、鍼療法の鍼を直に収縮結節に刺し、局所単収縮反応を起こすために鍼を雀啄する手技を加える。この反応を誘発するのはトリガーポイントの不活性化に必

39 トリガーポイントの定義

要な場合に限られ、トリガーポイントの不活性化は、いったん収縮結節が解消すれば触診によって確認できる。ドライニードリングの後は、罹患筋をターゲットにしたストレッチを行う。ストレッチのテクニックは実演して患者にも教え、再発防止のために自宅でも継続するようアドバイスする。

慢性的緊張の場合、徒手療法のテクニックを用いた筋膜治療が欠かせない。トリガーポイント再発の原因である関節機能障害も徒手テクニックで治療することを勧める。

ウェットニードリング、すなわち局所麻酔薬の治療的注入は通常は不要であり、ドライニードリングを上回る利点はない。なぜなら、その効能は局所麻酔薬に由来するものではないからである[86]。そのほかの治療法、たとえば、筋膜リリース、虚血性圧迫を用いた経穴マッサージ（指圧）、PuTENS（電気鍼）などを採用してもよい[26]。電気療法やTENS（経皮的末梢神経電気刺激）の使用はあまり適していない。ただし、TENSは筋筋膜性疼痛症候群の総合的な疼痛管理という面では有用である。

40　側頭筋

筋肉の説明

▶図40.1

起始：側頭筋膜深葉、側頭平面、蝶形骨の側頭筋膜、頬骨後面。

停止：下顎骨筋突起、その内側面で第3大臼歯（智歯）に向かう。

神経支配：下顎神経（三叉神経の下顎枝、第Ⅴ脳神経の第3枝）から出る深側頭神経。

作用：下顎を引き上げる。後部：下顎を引っ込める、咀嚼運動を補助する。

その他：浅側頭動脈が側頭筋上部を走る。この動脈は側頭部で頭頂枝と前頭枝に分かれる。

側頭筋のトリガーポイント

概要：側頭筋には4つのトリガーポイント部位があり（▶図40.2）、それらは側頭筋下部、外眼角の高さの位置から始まり、耳に向かう想像線上に見つかる。

これらのトリガーポイントは、不正咬合や直接的外傷、長期間の不動によって活性化されるが、歯科治療や精神的要因（ブラキシズム［歯ぎしり］や歯のくいしばりなど）によっても活性化され、また、それほど多くはないが、外的な気象要因（すきま風や寒さなど）によって活性化されることもある。さらに、同側の咬筋や対側の側頭筋のトリガーポイントも考慮に入れるべきである。それより稀になるが、片側または両側の内側翼突筋と外側翼突筋が関連することもある。随伴性トリガーポイントは、僧帽筋と胸鎖乳突筋の上部に痛みのゾーンとして発生する。

鑑別診断では、側頭動脈炎やリウマチ性多発筋痛、多発筋炎を疑うべきである。ただし、これらの病気ならば、トリガーポイントの特徴である定型的な痛みの投射領域は存在しない。

40 側頭筋

トリガーポイントの診察： 口を2cmほど開き、頭を固定して診察すると、トリガーポイント部位に触れる。押すと敏感に反応し、定型的な痛みの投射を伴う局所的な硬結部が筋肉に存在する。下顎骨筋突起の内側も口内を触診して診察する。筋肉に索状硬結があり、瞬間的な局所収縮が誘発される。

トリガーポイントの治療： 側頭動脈の2本の分枝を避けながら、トリガーポイントに従来の注射針を刺し、針を20分間留置する。あるいは、鍼療法の鍼で筋肉内刺激（IMS）を与えることによって短縮した筋肉を直接的に弛緩させることができる。もう1つの選択肢として、低濃度の局所麻酔薬でトリガーポイントに浸潤麻酔をすることも考慮する。これに続き、下顎を下方や前方に牽引し、必要であれば、等尺性収縮後の筋伸張法（PIR）も用いて、筋肉の受動的ストレッチを行う。

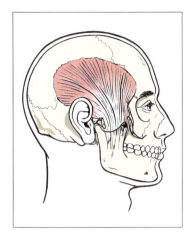

▶図40.1　側頭筋

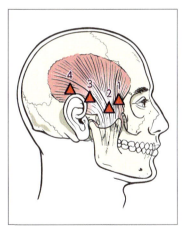

▶図40.2　側頭筋のトリガーポイント

トリガーポイントと
痛みの投射領域

トリガーポイント1：側頭筋前部にある（▶**図40.3**）。痛みの投射領域：上顎切歯、鼻翼の外側下部、眉、側頭骨前部。

トリガーポイント2：側頭筋中部の顔よりの部位にある（▶**図40.4**）。放散症状が上顎の犬歯と第1小臼歯の部位に見られる。さらに、このトリガーポイントの上部にも痛みの投射が見られる。

トリガーポイント3：耳介の前にある（▶**図40.5**）。痛みの投射領域は上顎大臼歯の部位にあり、トリガーポイント3の上方、側頭筋の中部筋線維に沿っても走る。

トリガーポイント4：耳介の後ろにある（▶**図40.6**）。痛みの投射領域は側頭筋の後部筋線維に沿って走る。

40 側頭筋

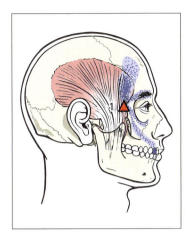

▶図40.3 側頭筋のトリガーポイント1

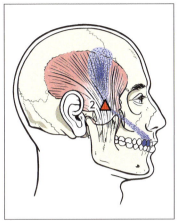

▶図40.4 側頭筋のトリガーポイント2

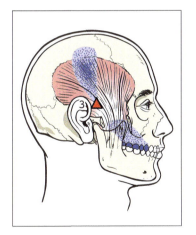

▶図40.5 側頭筋のトリガーポイント3

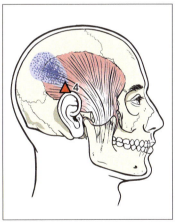

▶図40.6 側頭筋のトリガーポイント4

重要な経穴

▶図40.7、▶図40.8

ST 8　頭維

取穴部位：前髪際と側頭部の髪際が垂直に交わる角を0.5寸入る。よってST 8はGV 24（神庭）より4.5寸外側になる。

Ex-HN 5　（太陽）

取穴部位：眉の外端と外眼角を結ぶ線の中心から耳側に約1寸。

ST 7　下関

取穴部位：頬骨弓下の陥凹部、すなわち下顎の筋突起と関節突起の間にある下顎切痕の中央。下顎骨関節突起は耳珠の前にあり容易に触知できる（口を開くと前方にすべる）。ST 7はそのすぐ前の陥凹部にある。口を閉じて取穴および刺鍼する。

TE 22　和髎

取穴部位：耳介付着部の高さ、TE 21（耳門）のやや上外方、浅側頭動脈の背側。

GB 8　率谷

取穴部位：耳尖の直上、髪際の上方1.5寸。

40 側頭筋

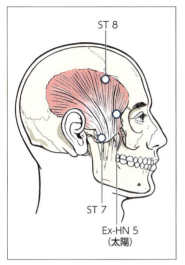

▶図40.7　ST 8, EX-HN 5, ST 7

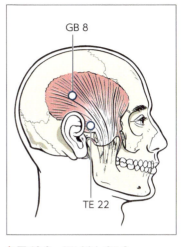

▶図40.8　TE 22とGB 8

ナソロジー（顎咬合学）から見る

側頭筋前部

▶図40.9

　機能面：内転筋（口を閉じる）。
　触診：外側眼窩縁の約1cm後ろ。
　総合的症状：頭頂痛、中心の歯のくいしばり、中心付近の歯ぎしり
　投射痛：

- 上顎の中切歯と側切歯の痛み（歯髄疾患、知覚過敏、温熱刺激に対する長引く疼痛反応）、時に接触前に痛みの知覚あり。
- こめかみに向かって
- こめかみから上顎骨を通り上顎切歯に向かって
- 頭頂方向に
- 眼窩上方向に
- （眼）球後方向に

側頭筋中部

▶図40.9

　機能面：

- 中部だけで：内転筋（口を閉じる）。

- 後部とともに：後引筋。

　触診：耳の上方。
　総合的症状：

- 側頭痛
- 後頭痛

異常機能：

- 下顎前突
- 下顎後退

投射痛：

- 喉頭に
- こめかみに向かって
- こめかみから上顎外側と頬骨弓を通り上顎の犬歯と第1小臼歯に向かって、上顎の犬歯および第1小臼歯部位の痛み（歯髄疾患、知覚過敏、温熱刺激に対する長引く疼痛反応）、時に接触前に痛みの知覚あり。

側頭筋後部

▶図40.9

　機能面：

- 中部とともに：内転筋（口を閉じる）。
- 中部に補助されて：後引筋。

触診：耳の上方。

総合的症状：
- 側頭痛
- 後頭痛

異常機能：
- 下顎前突
- 下顎後退
- 関節丘の転位（ずれ）の原因となり、二次的に関節円板の機能不全（円板の脱臼）が生じる。

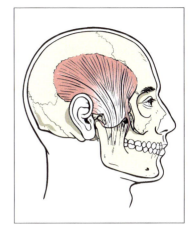

▶**図40.9** ナソロジーから見た側頭筋

投射痛：
- 喉頭に
- こめかみに向かって
- こめかみから頬骨弓を通り上顎外側に、粘膜に、および大臼歯に、上顎の第2小臼歯および大臼歯部位の痛み（歯髄疾患、知覚過敏、温熱刺激に対する長引く疼痛反応）、時に接触前に痛みの知覚あり。

41　咬筋

筋肉の説明

▶図41.1

起始：

● 浅部：頬骨の外側面下縁と側頭突起。

● 深部：頬骨弓の内側面下縁。

停止：

● 浅部：下顎角、第2大臼歯の部位。

● 深部：下顎枝の上1/3（咬筋粗面）、筋突起基底部。

神経支配： 下顎神経（三叉神経の下顎枝）から出る深側頭神経。

　作用： 下顎を引き上げる、下顎の前方移動を補助する。

　その他： 顔面動脈が咬筋前縁で下顎縁を横切る。

咬筋のトリガーポイント

概要： 咬筋では合計7つのトリガーポイントが識別され、そのうち6つは咬筋浅部にあり、深部にあるのは1つだけである。ブラキシズム、精神的要因、顎関節の機能障害（たとえば不正咬合の結果として）、歯の欠損、歯ならびの不良に起因する顎運動の不調は、トリガーポイントを活性化する場合がある。急性の外傷や急性の損傷も活性化の原因になる可能性がある。ただし、咬筋のトリガーポイントは、胸鎖乳突筋の一次性（中心）トリガーポイントによって活性化されることが多い。二次性（随伴性）トリガーポイントは側頭筋や内側翼突筋に見られ、それより頻度は低いが、対側の咬筋に見られることもある。

トリガーポイントの診察： 口を2cmほど開き、口内を支えながら、トリガーポイント・ゾーンを押してトリガーポイント部位を診察する。定型的な投射痛が誘発され、筋肉内に索状硬結が触知できる。

トリガーポイントの治療： トリガーポイントに従来の注射針を刺し、針を20分間留置する。索状硬結を弛緩させるには、索状硬結をターゲットにした筋肉内刺激を与える。必要であれば、局所麻酔薬でトリガーポイン

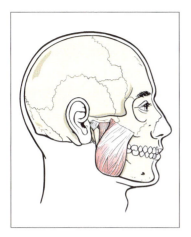

▶図41.1 咬筋

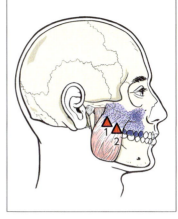

▶図41.2 咬筋のトリガーポイント1と2

トに浸潤麻酔をすることも可能である。これに続き、上顎を下方や前方に牽引し、筋肉の受動的ストレッチを行う。ストレッチは患者に自分でも継続してもらう。

トリガーポイントと痛みの投射領域

トリガーポイント1および2：咬筋浅部の上顎歯の高さにある（▶図41.2）。痛みは、上顎ばかりでなく大臼歯と小臼歯にも投射される。上顎洞炎とまぎらわしい。

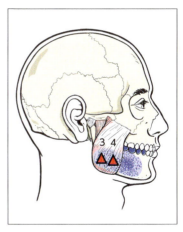

▶図41.3 咬筋のトリガーポイント3と4

トリガーポイント3および4：下顎中心の高さにある（▶図41.3）。痛みは、咬筋の前の下顎に、また下顎の大臼歯と小臼歯の部位に投射される。

トリガーポイント5および6：咬筋浅部の停止部にある（▶図41.4）。痛みは、下顎骨と眉に投射され、偶発的には、下顎角と同側の眉との間に広がる部位にも投射される。

トリガーポイント7咬筋深部の顎関節のすぐ前にある（▶図41.5）。痛みは、顎関節の上と耳甲介腔の部位に限局される。咬筋全体に放散性疼痛が生じることもある。

重要な経穴

▶図41.6

ST 5　大迎

取穴部位：下顎角の前方、咬筋前縁。顔面動脈の拍動がここで触れる。

ST 6　頬車

取穴部位：下顎角の前上方1横指（中指）から腹頭側に1寸。歯をかみしめると、ここで咬筋が触知できる。

ST 7　下関

取穴部位：頬骨弓下の陥凹部、すなわち下顎の筋突起と関節突起の間にある下顎切痕の中央。下顎骨関節突起は耳珠の前にあり容易に触知できる（口を開くと前方にすべる）。ST 7はそのすぐ前の陥凹部にある。

SI 18　顴髎

取穴部位：頬骨弓下縁、外眼角の直下、咬筋前縁。

41 咬筋

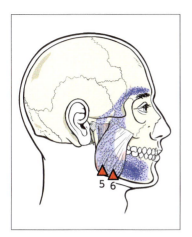

▶図41.4　咬筋のトリガーポイント5と6

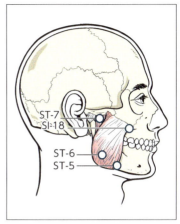

▶図41.6　ST 5, ST 6, ST 7, SI 18

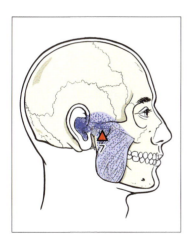

▶図41.5　咬筋のトリガーポイント7

ナソロジーから見る

咬筋浅部

▶図41.7

機能面：内転筋（口を閉じる）、伸出筋。
- 片側の収縮時に下顎の内側偏位を補助する。
- 両側の収縮時に下顎の前方移動を補助する。

触診：弛緩状態と最大収縮時に：
- 頬骨弓下の起始部で筋腹に触れる。
- 口を開いて停止部に指2本で触れると、下顎角の1㎝上方に腱膜が触知される。
- 下顎体の背側部に両手を置いて。

総合的症状：激痛の場合：開口障害（口を普通に開けられない）、ブラキシズム、主に下顎前方位で：
- 片側の収縮時に犬歯で
- 両側の収縮時に切歯縁で

投射痛：前上顎骨の部位から（眼）球後方向に、および上顎洞に（副鼻腔炎に似た症状）、眼窩下神経と三叉神経上顎枝の分布領域に、上顎（骨に）、上顎外側の粘膜。

上部のトリガーポイント：上顎の第2小臼歯、第1および第2大臼歯の痛み（歯髄疾患、知覚過敏、温熱刺激に対する長引く疼痛反応）。

中部のトリガーポイント：下顎の第2小臼歯、第1および第2第臼歯の痛み（歯髄疾患、知覚過敏、温熱刺激に対する長引く疼痛反応）、下顎の大臼歯部位の痛み。

下部のトリガーポイント：頬骨弓と前側頭部領域を超えて眼窩下方向に広がり、眉および眼窩上全体にまで投射される痛み。稀なケース：片側の耳鳴り。

41 咬筋

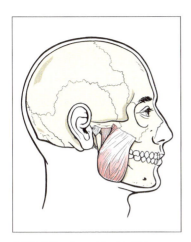

▶図41.7　ナソロジーから見た咬筋浅部

42 外側翼突筋

筋肉の説明

▶図42.1

起始：

- 上頭：蝶形骨大翼の側頭下筋膜と側頭下稜。
- 下頭：蝶形骨翼状突起外側板の外側面。
- 下方頭：内側翼突筋の2つの筋頭の間。

停止：下顎骨の翼突筋窩上縁、顎関節の関節包と関節円板。

神経支配：下顎神経（三叉神経の下顎枝）から出る外側翼突筋神経。

作用：下顎を引き下げる、下顎を突き出す、下顎を左右に動かす。

外側翼突筋のトリガーポイント

概要：この二腹筋には2つのトリガーポイントがある。これらは、急性の事象（外傷など）が原因で生じることはめったになく、たいていは不正咬合や心身症（ブラキシズムなど）の場合に顎関節が慢性的に傷害された結果、生じる。この部位のトリガーポイントは単独で生じることはまずなく、咬筋や側頭筋後部筋線維のトリガーポイントに併発することが多い。

トリガーポイントの診察：口を3cmほど開くと、顎関節と頬骨の間で顎関節付近の部分に触れる。口を5-8mm開き、頬から触れていくと、下顎筋突起の上で顎関節から遠いほうの部分に触れる。

トリガーポイントの治療：次の治療を考慮する。ドライニードリング、従来の鍼療法、治療的局所麻酔。外側翼突筋に到達するには、正確な解剖学の知識が必要である。ちょうど3cmの深さでなければトリガーポイントには到達しない。外側翼突筋のストレッチは通常、理学療法の顎関節モビリゼーション（可動域を広げる手技）でのみ可能である。

トリガーポイントと痛みの投射領域

トリガーポイント1および2：頭側部のトリガーポイントは（1）頬骨弓の

42 外側翼突筋

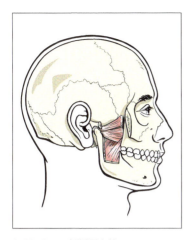

▶図42.1 外側翼突筋

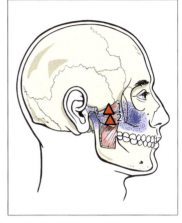

▶図42.2 外側翼突筋のトリガーポイント1と2

下にあり、もう1つは（2）下顎筋突起の下にある（▶図42.2）。定型的な痛みの投射領域は顎関節の上と頬骨弓の高さにある。

重要な経穴

ST 7 下関(げかん)

取穴部位：頬骨弓下の陥凹部、すなわち下顎の筋突起と関節突起の間にある下顎切痕の中央。（▶図42.3）。

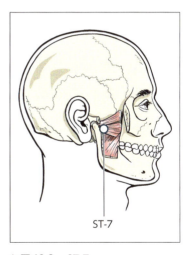

▶図42.3　ST 7

ナソロジーから見る

▶図42.4

機能面：
両側作用：外転筋（口を開く）。
片側作用：内側偏位。

　触診：間接的にしか触診できない
——いちばん奥の大臼歯の後ろ、口
を半分開いた状態で、上顎結節と翼
状突起外側板の間。

　総合的症状：次の異常機能があ
る指標：

- 正面ブラキシズム
- 偏心位ブラキシズム

投射痛：

- 深い位置の痛み
- 耳に
- 顎関節
- 舌に
- 口腔底に
- 上顎洞に

42 外側翼突筋

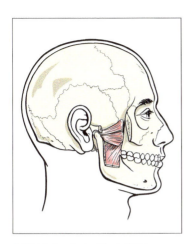

▶図42.4　ナソロジーから見た外側翼突筋

43 頸部の短筋

筋肉の説明

▶図43.1

上頭斜筋、下頭斜筋、大後頭直筋に囲まれた後頭下三角に環椎の後弓がある。横突孔を通過してきた椎骨動脈が後弓上縁で後内側に走り、大後頭孔に入って脳底動脈に合流する。この部位に注射やドライニードリングをすると、動脈を誤刺する危険性が高くなる。

起始:
- 小後頭直筋:環椎(第1頸椎)の後結節。
- 大後頭直筋:軸椎(第2頸椎)の棘突起。
- 上頭斜筋:環椎の横突起。
- 下頭斜筋:軸椎の棘突起。

停止:
- 小後頭直筋:後頭骨の下項線の内側。
- 大後頭直筋:後頭骨の下項線の外側。

- 上頭斜筋:後頭骨の下項線の上外側。
- 下頭斜筋:環椎の横突起。

神経支配:
- 小後頭直筋と上頭斜筋:後頭神経の後枝(脊髄神経C1の後枝)。
- 大後頭直筋:後頭神経の後枝(脊髄神経C1とC2の後枝)。
- 下頭斜筋:後頭神経(C2)。

作用:これらの筋肉は頭関節に作用する。環椎後頭関節に作用すると、生体力学上の理由で、同側が小さく回旋し、同時に頭が対側に傾く。環軸関節上で作用すると、頭が同側に回旋する。上頭斜筋、下頭斜筋、大後頭直筋に囲まれた後頭下三角に環椎の後弓がある。横突孔を通過してきた椎骨動脈が後弓上縁で後内側方向に走り、大後頭孔に入って脳底動脈に合流する。この部位に注射やドライニードリングをすると、動脈を誤刺する危険性が高くなる。

43 頸部の短筋

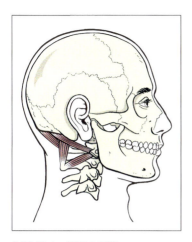

▶図43.1　頸部の短筋

頸部短筋の
トリガーポイント

▶図43.2

概要：頸部には頻繁にトリガーポイントが見つかる。それらは、頭関節の急性の損傷というよりも慢性的な損傷が原因であり、主に内臓求心性信号の増大によって迷走神経が影響される場合に生じる。椎骨関節と迷走神経は密接に関係しているため、二次的に姿勢が悪くなり、それにトリガーポイントの発生が伴う。頸椎のむち打ち症の場合には頭痛、めまい、急性の損傷も想定される。しかし、左腎の内臓疾患が原因でそうなることのほうが多い。左腎実質は迷走神経によって支配されている。さらに、日常的に頭上で作業しなければならない人は筋肉が短縮し、その結果、この部位にトリガーポイントが生じる傾向がある。

トリガーポイントの診察：患者を座らせると、重なっている筋肉はたいてい緊張が強くなるため、通常は頸部短筋を詳細に診察することはできない。したがって背臥位で診察するのがよい。この種の診察には正確な解剖学の知識が必要である。

トリガーポイントの治療：原則として、ここでは慢性的な姿勢不良の原因を取り除くことが非常に重要である。ほとんどの場合、まず初めにオステオパシーの手法で内臓求心性信号を取り除くことが必要になる。後頭筋を弛緩させるには後頭部リリースを強く勧める。ただし、筋収縮が深刻な場合は、ドライニードリングや注射療法も選択肢に入れる。継続治療では、頭関節の屈曲や頭の対側回旋による頸部短筋のストレッチが必要である。

トリガーポイントと
痛みの投射領域

トリガーポイントは、大後頭直筋と下頭斜筋の筋腹中央にある。痛みは、後頭骨を越えて側頭骨まで前方に投射される。痛みが最大に感じられるのは耳上の部位である。

43 頸部の短筋

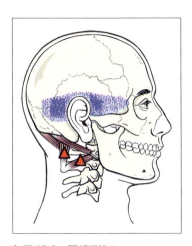

▶図43.2 頸部短筋の
トリガーポイント

重要な経穴

▶図43.3

GB 20　風池

取穴部位：後頭下縁、胸鎖乳突筋と僧帽筋の付着部間の陥凹部。環椎横突起の部位で後頭と環椎（上頭関節）の中間の高さに鍼を刺す。鍼はまず頭板状筋を、次に頭半棘筋を通過し、上頭斜筋と下頭斜筋の近くまで達する。

BL 10　天柱

取穴部位：最初に触知できる頸椎棘突起（第2頸椎、軸椎）の高さ、僧帽筋の筋腹が下行しはじめる位置に取る。後髪際を0.5寸入り、GV 15（瘂門）の外側、大後頭神経の出口に近接する。

水平位置は第2頸椎（C2）棘突起上縁と同じ高さ。

43 頸部の短筋

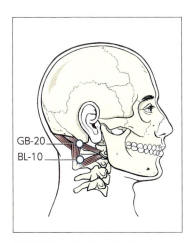

▶図43.3　GB 20とBL 10

44 頭板状筋

筋肉の説明

▶図44.1

起始：第3-第7頸椎の項靭帯と第1および第2胸椎の棘突起。

停止：側頭骨の乳様突起と後頭骨の上項線、外側上方に向かって筋線維がやや収束していく。

神経支配：脊髄神経C3-C5の後枝。

作用：片側が収縮すると頭が屈曲し、同側に回旋する。両側が収縮すると頭関節が伸展する。

頭板状筋の トリガーポイント

概要：停止部の乳様突起の近くにトリガーポイントが1つある。この部位のトリガーポイントは、不適切な動きの結果、たとえば、前転に失敗したり、頸椎のむち打ち症で首の軟組織を損傷したりすると急性に発生する。一方、この筋肉の筋緊張が増大するのは、頸椎の反応性の過伸展を伴う重度の胸椎後彎わん（猫背）が原因で頸椎の姿勢が悪いことにしばしば関連している。そのような場合、上位頸椎を伸展するほかの筋肉、頸部短筋などにもトリガーポイントが観察されることが多い。

トリガーポイントの診察：患者を座らせて診察すると、筋肉の停止部でトリガーポイントに直接触れる。定型的な関連痛がしばしば誘発される。

トリガーポイントの治療：頭板状筋は、トリガーポイントのドライニードリングや浸潤麻酔によって直接的に治療する。上位2つの横突起の部位に針を刺すときは、くれぐれも慎重に行う。横突起に触れながら、下向きに針を刺せば、椎骨動脈や神経を傷つける危険が最小限に抑えられる。継続治療には頭板状筋のストレッチが必要である。頭を側屈し、頸椎を屈曲しながら頭を対側に回旋する。

44 頭板状筋

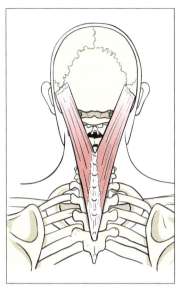

▶図44.1　頭板状筋

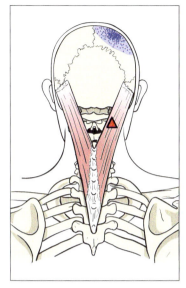

▶図44.1　頭板状筋のトリガーポイント

トリガーポイントと痛みの投射領域

トリガーポイント：トリガーポイントは上位2ないし3頸椎の横突起の近くにある（▶**図44.2**）。痛みは主に同側の後頭骨に投射され、稀には顔面や額に投射される。

44 頭板状筋

重要な経穴

▶図44.3

GB 20　風池
<small>ふうち</small>

取穴部位：後頭下縁、胸鎖乳突筋と僧帽筋の付着部間の陥凹部。環椎横突起の部位で後頭と環椎（上頭関節）の中間の高さに鍼を刺す。鍼はまず頭板状筋を、次に頭半棘筋を通過し、上頭斜筋と下頭斜筋の近くまで達する。

BL 10　天柱
<small>てんちゅう</small>

取穴部位：最初に触知できる頸椎棘突起（第2頸椎、軸椎）の高さ、僧帽筋の筋腹が下行しはじめる位置に取る。後髪際を0.5寸入り、GV15（瘂門）の外側、大後頭神経の出口に近接する。
水平位置は第2頸椎（C2）棘突起上縁と同じ高さ。

GV 14　大椎
<small>だいつい</small>

取穴部位：第7頸椎棘突起下方の陥凹部。

44 頭板状筋

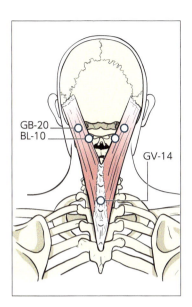

▶図44.3　GB 20, BL 10, GV 14

45　前・中・後斜角筋

筋肉の説明

前斜角筋

▶図45.1

　起始：第3-第6頸椎の横突起前結節。

　停止：第1肋骨の前斜角筋結節。

　神経支配：脊髄神経C5-C8の前枝。

　作用：第1肋骨の固定時に頸椎を同側に屈曲し、また対側に回旋する。頸椎の固定時に第1肋骨を挙上し、吸気を補助する。

中斜角筋

▶図45.2

　起始：第2-第7頸椎の横突起前結節。

　停止：第1肋骨、鎖骨下動脈溝の後ろ、第1肋間腔の外肋間膜。

　神経支配：脊髄神経C4-C8の前枝。

　作用：頸椎を側屈する。頸椎の固定時に第1および第2肋骨を挙上する。呼吸補助筋として吸気を補助する。

後斜角筋

▶図45.3

　起始：第5-第6頸椎の横突起後結節。

　停止：第2肋骨の上縁。

　神経支配：脊髄神経C6-C8の前枝。

　作用：頸椎を側屈する。頸椎の固定時に、第1および第2肋骨を挙上する。呼吸補助筋として吸気を補助する。

45 前・中・後斜角筋

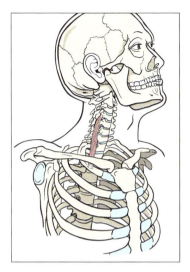

▶図45.1　前斜角筋

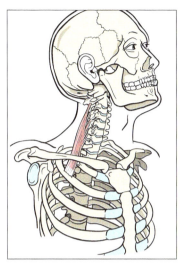

▶図45.2　中斜角筋

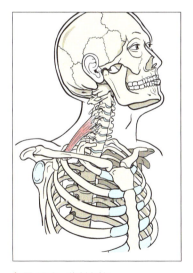

▶図45.3　後斜角筋

補足情報

前斜角筋隙は、胸鎖乳突筋の鎖骨部後縁と前斜角筋前縁で形成される。ここに鎖骨下静脈が走る。鎖骨下動脈と腕神経叢は、前斜角筋後縁と中斜角筋前縁の間にある後斜角筋隙を通る。

斜角筋の
トリガーポイント

概要： この筋肉群の急性トリガーポイントは、横からの衝撃で頸椎がゆがむことに起因する。寝姿勢が悪いことなども原因になる。慢性的な損傷は、気管支喘息の場合のように、特に斜角筋が呼吸補助筋として使われる場合に起きる。

トリガーポイントは中斜角筋に見つかることが多く、たいていは僧帽筋上部、胸鎖乳突筋、頭板状筋のトリガーポイントに関連している。これらのトリガーポイントは、胸郭出口および胸郭入口症候群の臨床上重要である。胸郭出口症候群は、鎖骨下動脈、椎骨動脈、腕神経叢.が圧迫されることによって発症する。患者が訴える症状は、手が冷たい、手および前腕全体の感覚異常、それは特に夜間に発症するが、重い荷物を持ち上げたり、運んだりするときにも発症するというものである。

この圧迫症候群はきわめてよくあり、しばしば手根管症候群と混同される。電気生理学の研究の結果、神経伝導速度の低下が明らかになっている。これは正中神経ばかりか、橈骨神経や尺骨神経にも影響を及ぼす。一方、鎖骨下静脈や前斜角筋隙に流れ込むリンパ液の排出が圧迫されると手が腫れる。これは患者がたいへん頻繁に訴える症状であり、胸郭入口症候群として知られている。

トリガーポイントの診察： 前斜角筋のトリガーポイントは胸鎖乳突筋の前後に触知でき、後斜角筋のトリガーポイントは胸鎖乳突筋の後方に触知できる。後斜角筋は中斜角筋より平坦であり、一部が肩甲挙筋で覆われている。第2肋骨に付着する停止部は普通は触知できない。

トリガーポイントの治療： 中斜角筋のトリガーポイントは、浸潤麻酔やドライニードリングに特によく反応する。脊髄神経を傷つけないように針はあまり深く刺してはならない。胸膜頂が鎖骨位より上方に突入していることを念頭におくべきである。前・後斜角筋への注射は、熟練した治療者以外はすべきでない。特に前斜角筋では、トリガーポイントに注射や鍼をする場合、総頸動脈より外側に刺入するように細心の注意を払わなければならない。継続治療では、上肢帯を固定して頸椎を側屈するストレッチが必要である。

45 前・中・後斜角筋

トリガーポイントと
痛みの投射領域

▶図45.4、▶図45.5、▶図45.6

トリガーポイント：個々のトリガーポイントの正確な識別は必要ない。最も治療しやすいトリガーポイントは中斜角筋の下部にある。痛みは主に肩甲骨内側縁に、後上腕部から肘と二頭筋外側にかけて投射される。前腕の母指と示指の伸筋沿いに、また腕橈骨筋前部にも投射され、示指と母指の背側で痛みが最大になる。

45 前・中・後斜角筋

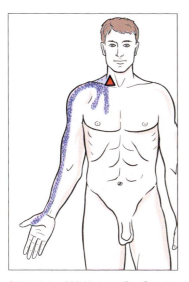

▶図45.4 斜角筋のトリガーポイント (1)

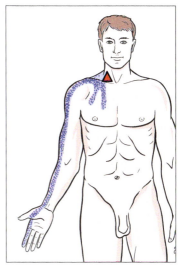

▶図45.5 斜角筋のトリガーポイント (2)

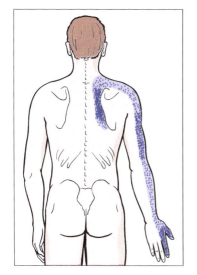

▶図45.6 斜角筋のトリガーポイント (3)

重要な経穴

▶図45.7、▶図45.8、▶図45.9

SI 16　天窓

取穴部位：胸鎖乳突筋の後縁、喉頭隆起の高さ。

SI 17　天容

取穴部位：耳垂の下、胸鎖乳突筋の前、下顎下縁の高さ。

ST 9　人迎

取穴部位：甲状軟骨の高さ、胸鎖乳突筋のすぐ前。ここで総頸動脈の拍動に触れる。

ST 10　水突

取穴部位：胸鎖乳突筋の前縁、ST 9（人迎）とST 11（気舎）を結ぶ線の中心。

ST 11　気舎

取穴部位：鎖骨内端の上部、胸鎖乳突筋の胸骨付着部と鎖骨付着部の間、鎖骨体と鎖骨内側頭の変わり目（KI 27〈兪府〉の上）。

ST 12　欠盆

取穴部位：鎖骨上窩の中央、前正中線の4寸外側、胸鎖乳突筋鎖骨部の外側。

ST 13　気戸

取穴部位：鎖骨下縁、前正中線の4寸外側。

ST 14　庫房

取穴部位：乳頭線上の第1肋間腔（ICS 1）、前正中線の4寸外側。

ST 17　乳中

取穴部位：乳頭線上の第4肋間腔（ICS 4）、前正中線の4寸外側。

45 前・中・後斜角筋

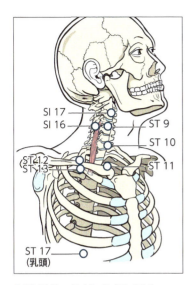

▶図45.7　SI 16, SI 17, ST 9, ST 10

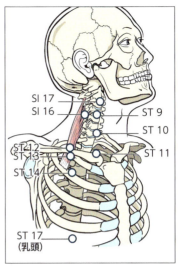

▶図45.8　ST 11, ST 12, ST 13

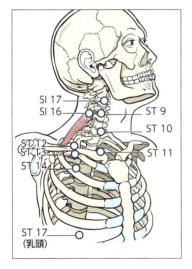

▶図45.9　ST 14とST 17

46　僧帽筋

筋肉の説明

▶図46.1、▶図46.2

起始：

● 下行部：外後頭隆起から第6頸椎。

● 横行部：第7頸椎棘突起から第3胸椎棘突起。

● 上行部：第3-第12胸椎。

停止：鎖骨の外側1/3、肩峰、肩甲棘。

　神経支配：副神経（第XI脳神経）。

　作用：上背部のさまざまな運動、特に、上背部を挙上する（上行部と下行部）、肩甲骨を内側に引き寄せる（横行部）、上肢帯の固定時に頭を動かす（両側の収縮時に背屈）。

僧帽筋のトリガーポイント

▶図46.3、▶図46.4

概要：僧帽筋には7つのトリガーポイントがある。これらのトリガーポイントが活性化するのは、姿勢が悪いこと、座りっぱなしでいること、脊柱側彎症、身体的にアンバランスな職業上の活動（タイピングなど）などの結果、慢性的な損傷が生じること、が主な原因である。これより頻度は低いが、急性の外傷も原因になる。心因性ストレスの場合、特にこの筋肉にトリガーポイントが発生することがよくある。これらのトリガーポイントは、胸鎖乳突筋と胸筋はもちろん、肩甲挙筋や斜角筋のトリガーポイントにも関連している。

トリガーポイントの診察：母指を使うか、母指と示指でつまむ挟圧法でトリガーポイントを診察する。投射痛が誘発されるほかに、よくある特徴は、筋組織の短縮が見られ、激しい局所単収縮反応が誘発されることである。通常、背中を丸めた姿勢で患者を座らせ、上腕を自分の反対側の手でつかんでもらい診察する。

46 僧帽筋

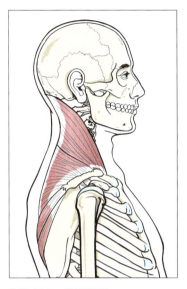

▶図46.1　僧帽筋（1）

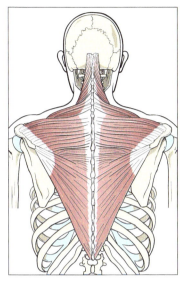

▶図46.2　僧帽筋（2）

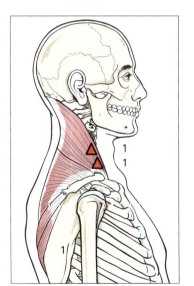

▶図46.3　僧帽筋のトリガーポイント
(1)

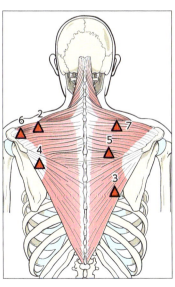

▶図46.4　僧帽筋のトリガーポイント
(2)

トリガーポイントの治療：従来の鍼療法、治療的局所麻酔、筋肉内刺激により索状硬結をほぐす。筋組織の受動的ストレッチによる継続治療。

トリガーポイントと痛みの投射領域

トリガーポイント1：鎖骨部前縁にあり（▶図46.5）、乳様突起、下顎角、眉外端上方の領域に投射される定型的な痛みにつながる。また、乳様突起先端と下顎上行枝の間、および乳様突起から後頭骨と側頭骨を経て側頭部に至る半円帯内に非定型的な痛みが投射される。

トリガーポイント2：横行部の中央1/3と外側1/3の境目にある（▶図46.6）。痛みの主な投射領域は乳様突起の背内側にあり、このトリガーポイントから主な投射領域まで減弱しながら広がる。

トリガーポイント3：肩甲骨内側縁の2寸内側、第6胸椎棘突起の高さにある（▶図46.6）。痛みの主な投

射領域は、僧帽筋の肩峰付着部と項付着部に広がる。このトリガーポイントより上の僧帽筋全体が二次的な投射領域となる。

トリガーポイント4：肩甲骨内側縁の1-2寸外側、肩甲棘下の陥凹部にあり（▶図46.7）、痛みの主な投射領域は肩甲骨内側縁にある。

トリガーポイント5：肩甲骨内側縁のすぐ内側、肩甲棘の約2寸上にある（▶図46.7）。痛みの投射領域は第6頸椎から第3胸椎までの脊柱に近接し、僧帽筋横行部に減弱しながら広がる。

トリガーポイント6：僧帽筋停止部の肩峰付近にあり（▶図46.7）、痛みの投射領域も同様である。

トリガーポイント7：僧帽筋横行部中央の約5×5cmの領域にある（▶図46.8）。痛みは上腕外側に沿って投射され、上腕骨外側上顆に達する。

46 僧帽筋

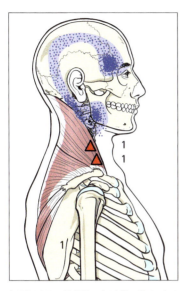

▶図46.5 僧帽筋のトリガーポイント1

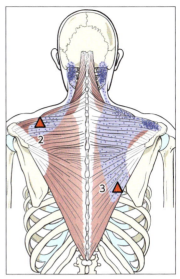

▶図46.6 僧帽筋のトリガーポイント2と3

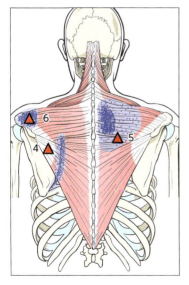

▶図46.7 僧帽筋のトリガーポイント4、5、6

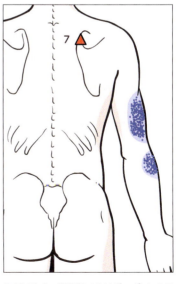

▶図46.8 僧帽筋のトリガーポイント7

重要な経穴

▶図46.9、▶図46.10

BL 10 天柱

取穴部位：
- 垂直位置：後正中線（督脈）の1.3寸外側、僧帽筋の筋腹に取る（ちょうど僧帽筋が下行しはじめる地点）。大後頭神経の出口に近接し、GV 15（瘂門）の外側に位置する。
- 水平位置：第2頸椎（軸椎）の棘突起の上。

BL 11 大杼

取穴部位：第1胸椎の棘突起下縁から外側に1.5寸。

BL 12 風門

取穴部位：第2胸椎の棘突起下縁から外側に1.5寸。

GB 20 風池

取穴部位：胸鎖乳突筋と僧帽筋の付着部間の陥凹部、外後頭隆起の部位。

GV 14 大椎

取穴部位：第7頸椎棘突起の下。

GV 15 瘂門

取穴部位：第2頸椎棘突起の上、BL10（天柱）と同じ高さ、後髪際を0.5寸入る。

GV 16 風府

取穴部位：外後頭隆起の下、GB20（風池）と同じ高さ。

BL 13 肺兪

取穴部位：第3胸椎の棘突起下縁から外側に1.5寸。

BL 14 厥陰兪

取穴部位：第4胸椎の棘突起下縁から外側に1.5寸。

BL 15 心兪

取穴部位：第5胸椎の棘突起下縁から外側に1.5寸。

46 僧帽筋

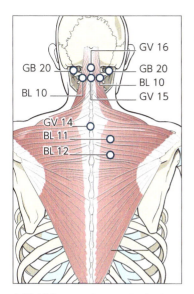

▶図46.9 BL 10, 11, 12, GB 20, GV 14, 15, 16

▶図46.10 BL 13, 14, 15, 16, 17, 18, 43, SI 14, SI 15, TE 15, GB 21

BL 16 督兪

取穴部位：第6胸椎の棘突起下縁から外側に1.5寸。

BL 17 膈兪

取穴部位：第7胸椎の棘突起下縁から外側に1.5寸。

BL 18 肝兪

取穴部位：第9胸椎の棘突起下縁から外側に1.5寸。

BL 43 膏肓

取穴部位：後正中線の3寸外側、第4胸椎の棘突起下縁の下。

SI 14 肩外兪

取穴部位：第1胸椎の棘突起下縁から外側に3寸。

SI 15　肩中兪
けんちゅうゆ

取穴部位：第7頸椎の棘突起下縁から外側に2寸。

TE 15　天髎
てんりょう

取穴部位：G B21（肩井）とSI 13（曲垣）の中間、肩甲骨上角の上。GB 21（肩井）より約1寸下方にある。

GB 21　肩井
けんせい

取穴部位：肩峰外縁と第7頸椎の棘突起を結ぶ線の中心、乳頭線を背側に延長した垂線上。

ナソロジーから見る

僧帽筋横行部
▶図46.11、▶図46.12

機能面：
- 両側作用：頸椎と胸椎を伸展する。

- 片側作用：肩甲骨を挙上する、回旋する、内側に引き寄せる。
- 狭い意味での内側偏位：咀嚼筋、咀嚼中に頸部を安定させる。

触診：上縁：頸部から肩峰まで。

総合的症状：
- 後頭痛
- 肩の痛み
- 肩こり
- 咀嚼筋、特に側頭筋、咬筋、外側翼突筋、胸鎖乳突筋のあらゆる痛みが悪化する。

投射痛：
- 頸部に
- 後頭部、頭板状筋の停止部
- 耳の後ろから広がり、耳を越えて、側頭部に
- 下顎角に
- 下顎大臼歯に
- めまい

46 僧帽筋

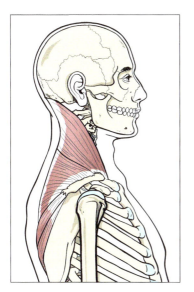 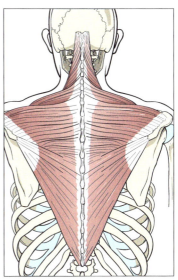

▶図46.11　ナソロジーから見た僧帽筋横行部（1）

▶図46.12　ナソロジーから見た僧帽筋横行部（2）

47 肩甲挙筋

筋肉の説明

▶図47.1

起始：第1-第4頸椎の横突起後結節。

停止：肩甲骨上角。

神経支配：肩甲背神経（C3-C5）。

作用：肩甲骨を挙上してから引き寄せる。

肩甲挙筋の トリガーポイント

概要：肩甲挙筋の2つのトリガーポイントは、しばしば深刻な苦痛が引き続く原因となる。これらは急性の損傷（長時間の運転など）によって活性化されるが、姿勢不良のせいで姿勢筋の神経刺激が増大し、筋肉が慢性的に短縮することよって活性化されることのほうが多い。頻度は低いが、テニスや水泳の選手の場合に、あるいは感染症に関連して活性化されることもある。さらに、前腕松葉杖の常用に関連して、また心身症の場合にも同様の活性化が観察される。

トリガーポイントの診察：患者を側臥させ、頸椎が側屈しないように頭を支えながら診察する。トリガーポイントは、それぞれ停止部の肩甲骨上角のすぐ近くと肩甲骨上角より上の部分に見つかる。停止部の近くで顕著な索状硬結に触れるのが特徴的である。

トリガーポイントの治療：従来の鍼療法によるトリガーポイントの不活性化。筋肉内刺激、あるいはトリガーポイント浸潤麻酔による索状硬結の弛緩。筋肉をストレッチするには、患者を座らせ、同側の肩をしっかり固定し（椅子に固定するなどして）、等尺性収縮後の筋伸張法（PIR）を用いた頸椎の前屈と側屈によって受動的ストレッチを行う。

トリガーポイントと 痛みの投射領域

トリガーポイント1および2：トリガーポイント1は肩甲骨上角の内側縁の近くにあり、トリガーポイント2は僧帽筋の横行部と下行部の変わり

47 肩甲挙筋

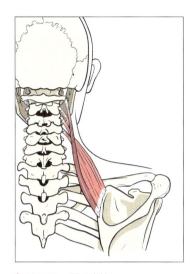

▶図47.1　肩甲挙筋

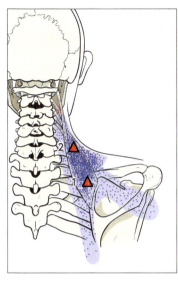

▶図47.2　肩甲挙筋のトリガーポイント1と2

目にある（▶図47.2）。痛みの投射領域はトリガーポイント周辺にあり、三角筋の背外側上部に、また肩甲骨内側縁に沿って投射される。

重要な経穴

▶図47.3

SI 14　肩外兪（けんがいゆ）

取穴部位：第1胸椎の棘突起下縁から外側に3寸。

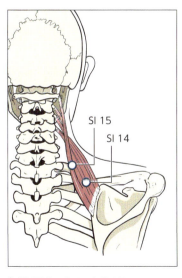

▶図47.3　SI 14とSI 15

SI 15 肩中兪 （けんちゅうゆ）

取穴部位： 第7頸椎の棘突起下縁から外側に2寸。

ナソロジーから見る

▶図47.4

機能面：

- 肩甲骨の挙上
- 肩甲骨の固定時に頸部を回旋する
- 頭位の対称性を担う
- 重い荷物を持ち上げ、運ぶときに使う
- 咀嚼中に頭部を安定させる働きがあるため狭義の咀嚼筋
- 異常機能の場合に痛むことが多い。

触診： 肩甲骨上角の内側。

┌─ 注意 ─────────────┐
僧帽筋上縁と間違いやすい。
└────────────────────┘

総合的症状：

- 斜頸
- 首との境目の肩の痛み
- ドライバーズ・ネックの痛み
- 首のこわばり
- 肩こり

投射痛：

- 頸部外側に
- 肩甲骨上角に

47　肩甲挙筋

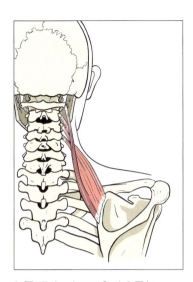

▶図47.4　ナソロジーから見た肩甲挙筋

48　胸鎖乳突筋

筋肉の説明

▶図48.1

起始：
- 胸骨頭：胸骨柄の上縁。
- 鎖骨頭：鎖骨内側1/3の上縁。

停止： 側頭骨乳様突起、後頭骨上項線。

神経支配： 副神経（第XI脳神経）。

作用：
- 片側の収縮：頭を同側に屈曲し、対側に回旋する。
- 両側の収縮：頸椎の背屈。

その他： 頸神経叢の主な枝が胸鎖乳突筋後縁の中央1/3から出ている。胸鎖乳突筋前縁とほぼ同じ高さに頸動脈三角があり、その中を総頸動脈の分枝と外頸動脈の第1枝が通る。

胸鎖乳突筋の トリガーポイント

概要： 7つのトリガーポイントがある（▶図48.2）。そのうち4つが胸鎖乳突筋胸骨部に、3つが鎖骨部にある。主な活性化要因としては、慢性的な筋緊張（特に脊柱側彎症に起因するが、猫背も原因になる）、急性の損傷や急性の反応（頸椎のむち打ち症の後やアルコール過剰摂取後の二日酔いの頭痛など）、慢性副鼻腔炎や歯の感染症がある。稀な原因としては、脳脊髄液穿刺後の漏出や椎間板切除がある。関連するトリガーポイントは主に対側の胸鎖乳突筋にあるが、後部頸筋すべてと顎関節系にもある。低い位置の胸骨部のトリガーポイント部位では、鑑別診断によって胸鎖関節炎の可能性を除外しておくべきである。鑑別診断では、目・鼻・咽喉の疾患(メニエール病など)、ホートン症候群（群発頭痛）、広義の斜頸も考慮すべきである。

48 胸鎖乳突筋

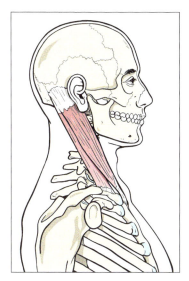

▶**図48.1** 胸鎖乳突筋

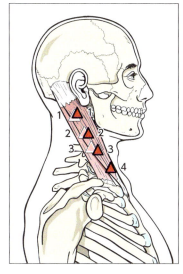

▶**図48.2** 胸鎖乳突筋のトリガーポイント

トリガーポイントの診察：患者を座らせて、頭を中立位に固定し、挟圧法で触診すると、胸鎖乳突筋の胸骨部は完全に触れることができる。深い位置にある鎖骨部は、患者を寝かせて、頸椎を同側に屈曲し、挟圧法で触診するのが最もわかりやすい。ここでもまた、索状硬結と痛みの投射領域を区別しなければならない。

トリガーポイントの治療：従来の注射針によるトリガーポイントの針刺激、必要であれば、治療的局所麻酔による不活性化、筋肉内刺激による索状硬結の解消。このとき下にある血管神経構造を避けること。鎖骨部の受動的ストレッチは頭を対側に回旋し、次に適度に後屈し、さらに対側に屈曲する。胸骨部のストレッチは、同側に屈曲しながら同側に回旋する。等尺性収縮後の筋伸張法（PIR）も有効である。

トリガーポイントと痛みの投射領域

トリガーポイント1-4（胸骨部）：胸鎖乳突筋胸骨部には4つのトリガーポイントがあり、その投射痛領域は主に乳様突起より上の後頭部と胸鎖関節の高さにある。弓形の投射痛領域は、眉内側に始まり、外側方向に投射され、耳と頬骨弓に至る（▶図48.3）。ほかにも不定の痛みの領域が上・下顎の高さ、顎先、下顎の下、頭頂骨部にある。

トリガーポイント1-3（鎖骨部）：鎖骨部には3つのトリガーポイントがあり、主に耳の高さ、耳介の後ろ、両眼の前に痛みが投射される（▶図48.4）。

重要な経穴

▶図48.5、▶図48.6

LI 17 天鼎

取穴部位：LI 18（扶突）の1寸下方、胸鎖乳突筋の後縁。

LI 18 扶突

取穴部位：甲状軟骨上縁と同じ高さ、胸鎖乳突筋の胸骨頭と鎖骨頭の間。

SI 16 天窓

取穴部位：胸鎖乳突筋の後縁、喉頭隆起の高さ。

TE 17 翳風

取穴部位：耳垂の後ろ、下顎と乳様突起の間。

ST 9 人迎

取穴部位：甲状軟骨の高さ、胸鎖乳突筋のすぐ前。ここで総頸動脈の拍動に触れる。

ST 10 水突

取穴部位：胸鎖乳突筋の前縁、ST 9（人迎）とST 11（気舎）を結ぶ線の中心（注：ST 11はST 9下、鎖骨上縁、胸鎖乳突筋の2頭の間にある）。

48 胸鎖乳突筋

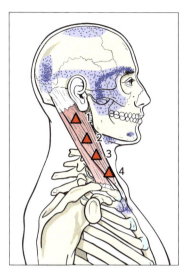

▶図48.3 胸鎖乳突筋のトリガーポイント1-4（胸骨部）

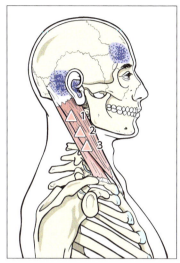

▶図48.4 胸鎖乳突筋のトリガーポイント1-3（鎖骨部）

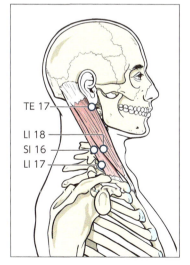

▶図48.5 SI 16, LI 17, LI 18, TE 17

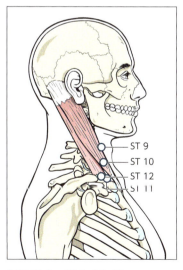

▶図48.6 ST 9, 10, 12

48　胸鎖乳突筋

ST 12　欠盆（けつぼん）

取穴部位：鎖骨上窩の中央、前正中線の4寸外側、胸鎖乳突筋鎖骨部の外側。

ナソロジーから見る

▶図48.7

機能面：
- 両側作用：頭を直立位に保つ。
- 片側作用：「鳩の姿勢」すなわち
  - 頭を対側に回旋する。
  - 同側で頭を傾ける。
  - 対側で顎（頭）を引き上げる。

触診：
- 乳様突起に付着する停止部
- 胸骨に付着する起始部
- 鎖骨に付着する起始部
- 筋腹のさまざまな位置

総合的症状：
前方頭位の姿勢不良、限局した頭痛（「非定型」顔面神経痛、緊張型頭痛、頸性頭痛と呼ばれる）、片側頭痛。

投射痛：
- 頸部には痛みなし。
- 胸骨部：
  - 頭冠に
  - 後頭に
  - 目、目の周囲、目の奥に（しばしば流涙、結膜発赤、上眼瞼下垂、視力低下を伴う）
  - 二次元的に顔面外側に（しばしば「非定型顔面痛」という誤った呼び方をされる）
  - 頬全体
  - 上顎外側に
  - 耳道に
  - 舌骨と喉頭に
  - 嚥下障害と咽頭痛（炎）
  - 胸骨に
  - オトガイ（あご先）外側の小さな点に
  - 時に耳鳴りや耳鳴症
- 鎖骨部：
  - 前方に：前頭痛
  - 筋肉前部に、しばしば同側方向からも
  - 対側に向かって投射されて耳に（中耳炎と間違えやすい）

48 胸鎖乳突筋

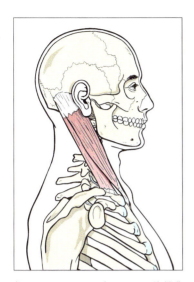

▶図48.7　ナソロジーから見た胸鎖乳突筋

- 耳介後方部：
  - 頬に
  - 上顎外側の歯に
  - 架空の動きや頭の中の感覚でふらつく、稀にめまい
  - 平衡障害

49 鎖骨下筋

筋肉の説明

▶図49.1

　起始：第1肋骨の骨軟骨接合部付近の上面。

　停止：鎖骨下面。

　神経支配：鎖骨下筋神経（C5-C6）。

　作用：鎖骨肩峰端を下げ、鎖骨を押して胸骨に寄せる。この筋肉は、第1肋骨と鎖骨の間でクッションの役目をし、鎖骨下脈管、特に鎖骨下静脈およびリンパ管の血液やリンパの流れを保っている。この機能は胸郭入口症候群を防止する。

鎖骨下筋のトリガーポイント

概要：胸郭入口症候群の結果、ここにトリガーポイントが発生することが多い。この部位のトリガーポイントは、大・小胸筋のトリガーポイントに関連して見つかることがよくある。

トリガーポイントの診察：この筋肉は、患者を側臥位にして、示指と母指で触診（挟圧法）するのが最も診察しやすい。痛みのある筋硬症は鎖骨外側部の下に見つかることが多い。

トリガーポイントの治療：最も効果的な治療は指圧である。できれば、同時に上肢帯のモビリゼーションも行う。患者は罹患筋側を上にして側臥位になる。治療者は患者の後ろに立ち、片手で鎖骨をつかみ、もう一方の手を上肢帯背部に置く。そして、上肢帯を回旋して上・前・下・後ろに動かす。

> **注意**
> トリガーポイントに鍼や注射をする場合、胸膜を傷つける危険がある。

トリガーポイントと痛みの投射領域

トリガーポイント：痛みは通常、鎖骨領域そのものに生じ、さらに上腕前部に、また前腕前後の橈側にも投射される（▶図49.2、▶図49.3）。

49 鎖骨下筋

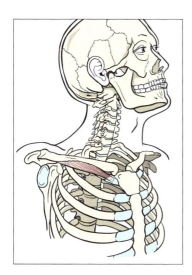

▶図49.1 鎖骨下筋

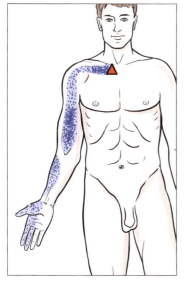

▶図49.2 鎖骨下筋のトリガーポイント(1)

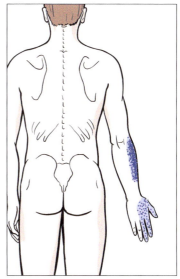

▶図49.3 鎖骨下筋のトリガーポイント(2)

重要な経穴

▶図49.4

LU 1 中府
（ちゅうふ）

取穴部位：正中線から6寸、鎖骨下1寸、烏口突起下縁よりわずかに内側、第1肋間腔（ICS 1）の高さ。

LU 2 雲門
（うんもん）

取穴部位：鎖骨下窩の陥凹部、正中線からの距離はLU 1（中府）と同じ。

ST 11 気舎
（きしゃ）

取穴部位：大鎖骨内端の上部、胸鎖乳突筋の胸骨付着部と鎖骨付着部の間、鎖骨体と鎖骨内側頭の変わり目（KI 27〈兪府〉の上）。

ST 12 欠盆
（けつぼん）

取穴部位：鎖骨上窩の中央、前正中線の4寸外側、胸鎖乳突筋鎖骨部の外側。

ST 13 気戸
（きこ）

取穴部位：鎖骨下縁、前正中線の4寸外側。

KI 27 兪府
（ゆふ）

取穴部位：鎖骨下際、前正中線の2寸外側、胸鎖関節の至近。

49 鎖骨下筋

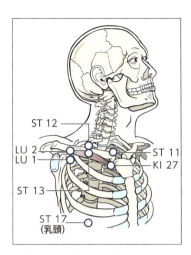

▶図49.4　LU 1, 2, ST 11, 12, 13, KI 27

50 大胸筋

筋肉の説明

▶図50.1

起始：

- 鎖骨頭：鎖骨の内側半分。
- 胸肋頭：胸骨前面と第1-6肋骨の肋軟骨。
- 腹部：腹直筋鞘の前面。

停止： 上腕骨大結節陵（下部は最も頭側に停止）。

神経支配： 内側および外側胸筋神経（C5-T1 ［T：胸神経］）。

作用： 腕を内転および内旋する、肩甲骨を挙上してから引き寄せる、呼吸補助筋。

大胸筋の トリガーポイント

概要： この筋肉には、解剖学的構造に従って5つの異なる部位にトリガーポイントがある。活動性トリガーポイントは、猫背（肩が前に回旋している）の場合に多いことが予想されるが、急性の損傷（重いものを運ぶ）や不慣れな肉体的ストレスの場合も同様である。ただし、前胸上部に投射される症状は、冠（状）動脈性心疾患や心筋梗塞（心臓発作）の徴候としても現れる。逆に、そのような出来事の後で持続的な症状があるならば、大胸筋に活動性トリガーポイントがある可能性を示している。

トリガーポイントの診察： 腕を水平外転し、同時に肩関節を後ろに引いて、大胸筋をターゲットにストレッチしながら、大胸筋外側部を平圧法か挟圧法で触診すると、しばしば局所単収縮反応が誘発される。

トリガーポイントの治療： 従来の注射針による針刺激または治療的局所麻酔、および筋肉内刺激による索状硬結をターゲットにした硬結の解消。この後、腕を外旋し、肩を後方に牽引して、大胸筋の受動的ストレッチを行う。

50 大胸筋

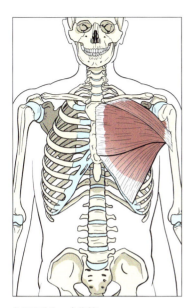

▶図50.1　大胸筋

50 大胸筋

トリガーポイントと
痛みの投射領域

トリガーポイント1および2（左大胸筋鎖骨部）：鎖骨頭の中央1/3に2つのトリガーポイントがある（▶図50.2）。痛みの主な投射領域は三角筋の腹側部である。ただし、これは左大胸筋に限られる。

トリガーポイント3-5（左大胸筋胸肋部）：胸肋部には3つのトリガーポイントがあり（▶図50.3）、痛みの主な投射領域は直に大胸筋に広がる。もう1つの投射領域は尺側手根屈筋の起始部付近と上腕の内側にあり、さらに中指と環指の近くにも見つかる。ただし、これは左大胸筋に限られる。

50 大胸筋

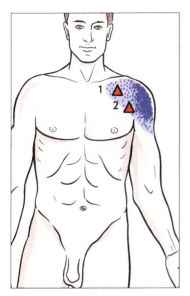

▶図50.2　左大胸筋鎖骨部の
トリガーポイント1と2

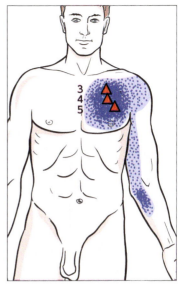

▶図50.3　左大胸筋胸肋部の
トリガーポイント3-5

トリガーポイント1および2（右大胸筋胸肋部）：この2つのトリガーポイント（▶図50.4）は大胸筋胸肋部の胸骨付近にあり、痛みの主な投射領域も同じ部位にある。ただし、これは右大胸筋に限られる。

トリガーポイント3（右大胸筋腹部）：このトリガーポイント（▶図50.4）は大胸筋腹部の中央にあり、不整脈との相関関係を示す。ただし、これは右大胸筋に限られる。

トリガーポイント6および7（左大胸筋腹部）：腹部の2つのトリガーポイントは、大胸筋がつくる腋窩前壁のすぐ前にある（▶図50.5）。痛みは主にトリガーポイントの内側、およびトリガーポイントから離れた乳頭の高さの領域に投射される。ただし、これは左大胸筋に限られる。

50 大胸筋

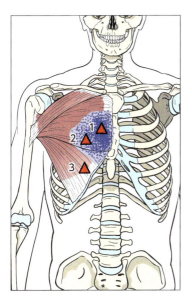 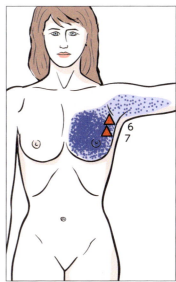

▶図50.4　右大胸筋胸肋部の
トリガーポイント1と2、
右大胸筋腹部のトリガーポイント3

▶図50.5　左大胸筋腹部の
トリガーポイント6と7

重要な経穴

▶図50.6、▶図50.7、▶図50.8

LU 1 中府

取穴部位：前正中線から6寸、鎖骨下1寸、烏口突起下縁よりわずかに内側、第1肋間腔（ICS 1）の高さ。

ST 13 気戸

取穴部位：鎖骨下縁、前正中線の4寸外側。

ST 14 庫房

取穴部位：乳頭線上のICS 1、前正中線の4寸外側。

ST 15 屋翳

取穴部位：乳頭線上のICS 2、前正中線の4寸外側。

ST 16 膺窓

取穴部位：乳頭線上のICS 3、前正中線の4寸外側。

ST 17 乳中

取穴部位：乳頭線上のICS 4、前正中線の4寸外側。

ST 18 乳根

取穴部位：乳頭線上のICS 5、前正中線の4寸外側。

SP18 天渓

取穴部位：ICS 4、前正中線の6寸外側。

SP19 胸郷

取穴部位：ICS 3、前正中線の6寸外側。

SP20 周栄

取穴部位：ICS 2、前正中線の6寸外側。

KI 22 歩廊

取穴部位：ICS 5、前正中線の2寸外側。

KI 23 神封

取穴部位：ICS 4、前正中線の2寸外側。

KI 24 霊墟

取穴部位：ICS 3、前正中線の2寸外側。

50 大胸筋

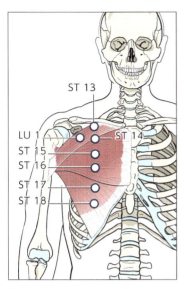

▶図50.6　LU 1, ST 13, 14, 15, 16, 17, 18

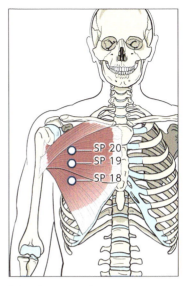

▶図50.7　SP 18, 19, 20

KI 25　神蔵
しんぞう

取穴部位：ICS 2、前正中線の2寸外側。

KI 26　彧中
いくちゅう

取穴部位：ICS 1、前正中線の2寸外側。

KI 27　兪府
ゆ ふ

取穴部位：鎖骨下際、前正中線の2寸外側。

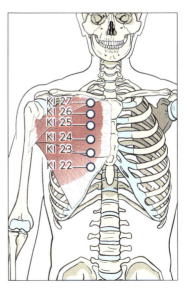

▶図50.8　KI 22, 23, 24, 25, 26, 27

51　小胸筋

筋肉の説明

▶図51.1

　起始：第3-5肋骨上縁の外側面。

　停止：短く、平らな腱で肩甲骨烏口突起に停止（烏口上腕筋腱と上腕二頭筋短頭もここに停止）。

　神経支配：内側（C8/T1）および外側（C5-C7）胸筋神経。

　作用：肩甲骨を下げる、腕の固定時に肋骨を挙上する（呼吸補助筋）。

小胸筋の
トリガーポイント

概要：この筋肉は短縮しやすい傾向がある。臨床上は、生理学的に密度の高い部位であるため、神経血管障害（胸郭出口症候群）がひときわ目立つ。特に腕を外旋し、140度以上外転した場合に顕著になる。これは上腕動脈と上腕神経幹の圧迫により生理機能が制限されることが原因である。2つのトリガーポイントの位置が知られている。ただし、これらは大胸筋や鎖骨下筋のトリガーポイントに併発することが多い。

トリガーポイントの診察：背臥位にした患者の腕を約80度外転、および外旋すると、トリガーポイントを直接触診できる。第4肋骨に付着する起始部付近のトリガーポイントは、大胸筋を挟圧法でつかんでから、示指か母指で触診すると大胸筋の下に見つかる。

トリガーポイントの治療：診察と同じ背臥位で、ドライニードリングや治療的局所麻酔によってトリガーポイントの直接的な針刺入や不活性化が可能である。トリガーポイントが停止部付近にある場合は、腱の下にある神経血管構造を傷つける危険性を考慮しなければならない。小胸筋の受動的ストレッチで治療の仕上げをする。等尺性収縮後の筋伸張法（PIR）を用いて腕を外転および外旋し、後方に牽引する。

51 小胸筋

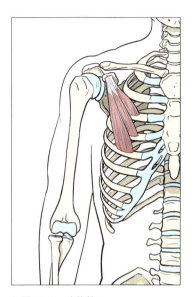

▶図51.1 小胸筋

トリガーポイントと痛みの投射領域

トリガーポイント1および2： 痛みの投射領域は、両方のトリガーポイントに共通する1つの領域しかない（▶図51.2）。それは主に肩関節前部である。痛みは胸筋を越え、上腕と前腕の尺側全体に沿って投射され、中指から小指に至る。トリガーポイント1は、停止部付近、烏口突起のおよそ1-2寸下方にある。トリガーポイント2は、第4肋骨に付着する起始部付近にある。。

重要な経穴

▶図51.3

LU 1　中府

取穴部位： 第1肋間腔（ICS 1）の高さ、前正中線から6寸、鎖骨下1寸、烏口突起下縁よりわずかに内側。

ST 15　屋翳

取穴部位： 乳頭線上のICS 2、前正中線の4寸外側。

ST 16　膺窓

取穴部位： 乳頭線上のICS 3、前正中線の4寸外側。

ST 17　乳中

取穴部位： 乳頭線上のICS 4、前正中線の4寸外側。

SP 19　胸郷

取穴部位： ICS 3、前正中線の6寸外側。

SP 20　周栄

取穴部位： ICS 2、前正中線の6寸外側。

51 小胸筋

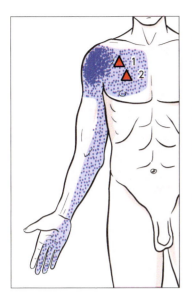

▶図51.2　小胸筋のトリガーポイント1と2

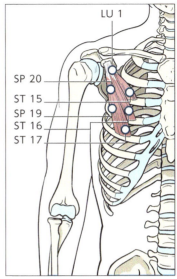

▶図51.3　LU 1, ST 15, 16, 17, SP 19, 20

52　小菱形筋と大菱形筋

筋肉の説明

小菱形筋

▶図52.1

　起始：第6および第7頸椎棘突起。

　停止：肩甲骨の内側縁上部。

　神経支配：肩甲背神経（C4、C5）。

　作用：肩甲骨を挙上してから引き寄せる。

大菱形筋

▶図52.1

　起始：第1-4胸椎棘突起。

　停止：肩甲骨の内側縁。

　神経支配：肩甲背神経（C4、C5）。

　作用：肩甲骨を挙上してから引き寄せる。

小菱形筋と大菱形筋のトリガーポイント

概要：大菱形筋には2つ、小菱形筋には1つトリガーポイントがある（▶図52.2）。トリガーポイントの活性化は、主に筋肉損傷後に見られる。特に背中を丸めた猫背が原因になる。関連するトリガーポイントが肩甲挙筋、棘下筋、僧帽筋中央部に見つかる場合がある。

トリガーポイントの診察：背中を丸めた姿勢で患者を座らせて触診すると、肩甲骨内側縁でトリガーポイントを容易に特定できる。

トリガーポイントの治療：これらのトリガーポイントは、ドライニードリング、従来の鍼療法、治療的局所麻酔によって速やかに不活性化される。気胸を避けるために横刺法で施術する。

52 小菱形筋と大菱形筋

281

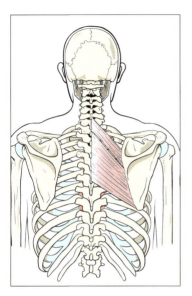

▶図52.1　小菱形筋と大菱形筋

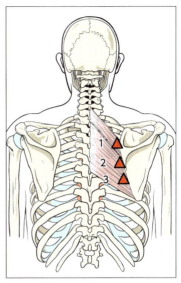

▶図52.2　小菱形筋と大菱形筋の
トリガーポイント

トリガーポイントと
痛みの投射領域

トリガーポイント1-3：小菱形筋のトリガーポイントは肩甲骨内側縁より約3㎝内側にある。大菱形筋の2つのトリガーポイントは、それより下方の、やはり肩甲骨内側縁より約3㎝内側にある。3つのトリガーポイントの痛みの投射領域は、すべて肩甲骨内側と棘上窩の周囲にある（▶図52.3）。

重要な経穴

▶図52.4

SI 14　肩外兪

取穴部位：第1胸椎の棘突起下縁から外側に3寸。

BL 11　大杼

取穴部位：第1胸椎の棘突起下縁から外側に1.5寸。

BL 12　風門

取穴部位：第2胸椎の棘突起下縁から外側に1.5寸。

BL 13　肺兪

取穴部位：第3胸椎の棘突起下縁から外側に1.5寸。

BL 14　厥陰兪

取穴部位：第4胸椎の棘突起下縁から外側に1.5寸。

BL 41　附分

取穴部位：第2胸椎の棘突起下縁から外側に3寸。

BL 42　魄戸

取穴部位：第3胸椎の棘突起下縁から外側に3寸。

BL 43　膏肓

取穴部位：第4胸椎の棘突起下縁から外側に3寸。

BL 44　神堂

取穴部位：第5胸椎の棘突起下縁から外側に3寸。

52 小菱形筋と大菱形筋

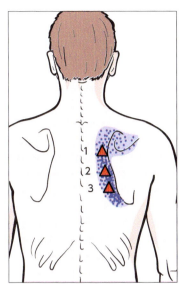

▶図52.3　小菱形筋と大菱形筋の
トリガーポイント1-3

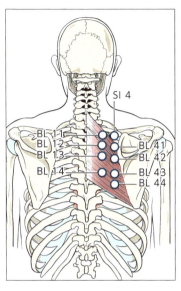

▶図52.4　SI 14, BL 11, 12, 13, 14, 41, 42, 43, 44

53 棘上筋

筋肉の説明

▶図53.1

起始：肩甲骨棘上窩。

停止：上腕骨大結節の上縁、肩関節包（回旋筋腱板／ローテーターカフ）。

神経支配：肩甲上神経（C4-C6）。

作用：上腕骨を外転する、肩関節包を固定する。

棘上筋の
トリガーポイント

概要：3つのトリガーポイントがあり、そのうち2つは筋腹に、もう1つは棘上腱の部位にある（▶図53.2）。トリガーポイントの活性化は、ほとんどの場合、急性の損傷がある状態（不慣れな重い荷物の運搬など）で起きるが、慢性的な過負荷症候群でも起きる。また、たいていは僧帽筋、棘下筋、広背筋のトリガーポイントに関連している。

トリガーポイントの診察：患者を座らせて診察すると、筋腹や停止部付近でトリガーポイントに直接触れる。定型的な関連痛が誘発される。

トリガーポイントの治療：通常は鍼療法、治療的局所麻酔、ドライニードリングで何の問題もなくトリガーポイントが不活性化される。棘上腱のトリガーポイントに注射するときは、肩関節に近接しているため、滅菌に細心の注意を払うべきである。棘上筋のストレッチは、上腕を外転後、最大限に内旋し、そのまま腕を背中に回すようにする。

53 棘上筋

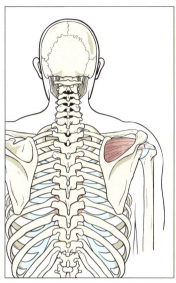

▶図53.1 棘上筋

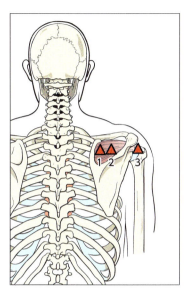

▶図53.2 棘上筋のトリガーポイント

トリガーポイントと痛みの投射領域

トリガーポイント1および2：どちらも筋腹にあり、トリガーポイント1は肩峰と肩甲棘の変わり目に、トリガーポイント2は起始部と肩甲骨内側縁に近い棘下窩にある（▶図53.3）。患者は主に三角筋や橈骨頭の領域に投射痛を訴え、また上肢帯背部、上腕・前腕の背外側や腹側にも軽い投射痛を訴える。

トリガーポイント3：棘上腱にあり、投射痛の主な領域は三角筋である（▶図53.4）。

重要な経穴

▶図53.5

SI 12　秉風^{へいふう}

取穴部位：肩甲棘中点の約1寸上、SI 11（天宗）の上方。

SI 13　曲垣^{きょくえん}

取穴部位：肩甲棘の直上、SI 10（臑兪）と第2胸椎棘突起下縁を結ぶ線の中心。

53 棘上筋

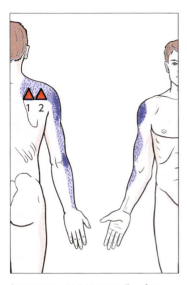

▶図 53.3　棘上筋のトリガーポイント1と2

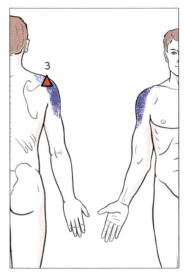

▶図 53.4　棘上筋のトリガーポイント3

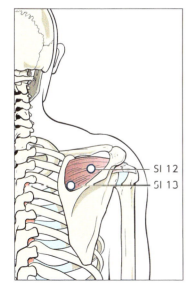

▶図 53.5　SI 12, 13

54 棘下筋

筋肉の説明

▶図54.1

起始：肩甲骨棘下窩。

停止：上腕骨大結節の下2/3、肩関節包。

神経支配：肩甲上神経（C4-C6）。

作用：

● 腕を外旋する。
● 上部：外転
● 下部：内転

その他：棘下筋は、肩関節包に伸びるため回旋筋腱板（ローテーターカフとも呼ぶ）に属する。

棘下筋の トリガーポイント

概要：主に2つのトリガーポイントがある。第3のトリガーポイントは、棘下窩中央の高さの内側縁にたまに発生する。これらのトリガーポイントは、スポーツなど不慣れな身体活動によって活性化される（テニスのしすぎなど）。鑑別診断では、肩関節の構造障害、肩こり、神経根C5、C6およびC7の障害を考慮すべきである。

トリガーポイントの診察：腕を外転後、肩関節で最大限に内旋して棘下筋をストレッチすると、トリガーポイントが刺激される。腕を弛緩させると、典型的な索状硬結が肩甲棘の下方に見つかる。

トリガーポイントの治療：ドライニードリングによるトリガーポイントをターゲットにした針刺激と筋短縮の解消。治療的局所麻酔も可能。これに続き、腕を後方に曲げ（伸展）、内旋して筋肉の受動的ストレッチを行う。

54 棘下筋

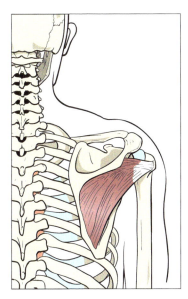

▶図54.1　棘下筋

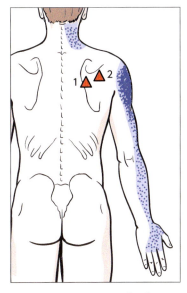

▶図54.2　棘下筋のトリガーポイント1と2

トリガーポイントと痛みの投射領域

トリガーポイント1および2： どちらのトリガーポイントも棘下筋の内側半分、肩甲棘の約2寸下にある。痛みの投射領域は三角筋の後面と前面にあり、痛みはさらに上腕・前腕橈側の後面と前面にも投射される（▶図54.2）。

54 棘下筋

トリガーポイント3： 起始部の内下方にあり、痛みの主な投射領域は肩甲骨の内側縁である（▶図54.3、▶図54.4）。たまにしか発生しない。

重要な経穴

▶図54.5

SI 10 臑兪
じゅゆ

取穴部位： SI 9（肩貞）の真上、はっきり触知できる肩甲棘の下方陥凹部。

SI 11 天宗
てんそう

取穴部位： はっきり触知できる肩甲棘の中点と肩甲骨下角を結ぶ線上の棘下窩にある。この線を3等分し、頭側から1/3の位置に取る。

54 棘下筋

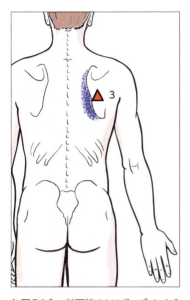

▶図54.3 棘下筋のトリガーポイント3 (1)

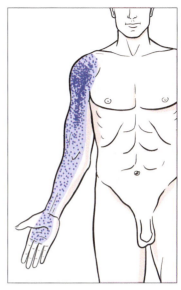

▶図54.4 棘下筋のトリガーポイント3 (2)

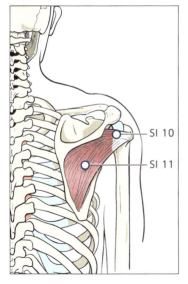

▶図54.5 SI 10, 11

55　肩甲下筋

筋肉の説明

▶図55.1

起始：肩甲骨肩甲下窩（肩甲頸ではない）。

停止：上腕骨小結節と小結節稜の上方。

神経支配：肩甲下神経（C5、C6）。

作用：腕を内旋する、肩甲下筋も付着する肩関節包を固定する（回旋筋腱板／ローテーターカフ）。

肩甲下筋の
トリガーポイント

概要：ここには3つのトリガーポイントがある。しかし、筋肉の位置のせいで直接的に治療するのが難しい。この筋肉のトリガーポイントは、たいてい「五十肩」と総称される慢性的な変化の結果として出現する。肩甲下筋のトリガーポイントは大胸筋、大円筋、広背筋、上腕三頭筋長頭のトリガーポイントに併発することが多い。

トリガーポイントの診察：患者を背臥位にし、腕をやや牽引しながら約90度外転および内旋し、もう一方の手の母指で広背筋停止部の内側を探ると肩甲骨の前面に触れる。活性化されたトリガーポイント部位で局所単収縮反応が誘発される。

トリガーポイントの治療：トリガーポイントをターゲットにした針刺入（ターゲットニードリング）、ドライニードリング、治療的局所麻酔を適用する。ただし、特別に長い針や注射針が必要である（長さ約7-8㎝）。この後、腕を外旋し、90度まで外転する筋肉のストレッチを行う。外転は連続的に180度まで増やす。こうした理学療法に等尺性収縮後の筋伸張法（PIR）を併用する。

55 肩甲下筋

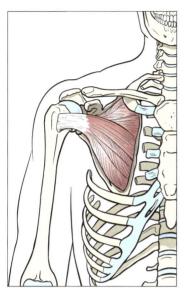

▶図55.1 肩甲下筋

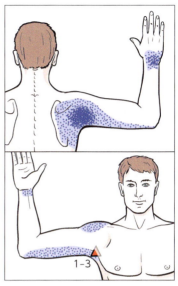

▶図55.2 肩甲下筋のトリガーポイント1-3

トリガーポイントと痛みの投射領域

トリガーポイント1-3：3つのトリガーポイントが肩甲下筋の上2/3に見つかる。痛みの投射領域は共通しており、上腕背側、肩甲骨、三角筋、前・後手根部になる（▶図55.2）。

重要な経穴

　肩甲骨の内面にある筋肉であるから、解剖学的に鍼療法で直接的に治療することはできない。

56　回外筋

筋肉の説明

▶図56.1

　起始：上腕骨外側上顆、尺骨回外筋稜、橈骨輪状靭帯、外側側副靭帯。

　停止：橈骨の上方1/3（幅広く付着）。

　神経支配：橈骨神経の深枝（神経根C5、C6）。

　作用：肘関節を回外する。

回外筋の
トリガーポイント

概要：ほとんどの場合、ここにトリガーポイントが発生するのは、ねじ回しを回すなど、不慣れな力仕事をするときの慢性的な損傷の結果である。それによって生じる回外筋の短縮は、上腕骨外側上顆に痛みが出る原因の筆頭に挙げられる。回外筋が短縮すると回外筋稜の橈骨神経が圧迫されるため、最終的に絞扼性［圧迫性］ニューロパチー（神経障害）をきたす。

トリガーポイントの診察：前腕を回外し、肘関節をやや屈曲すると、回外筋に触れやすい。

トリガーポイントの治療：橈骨神経を傷つけないよう回外筋稜の位置は明確に定めなければならない。ここではトリガーポイントの徒手療法が望ましい。解剖学を熟知した治療者ならば、トリガーポイントのターゲット浸潤麻酔やドライ ニードリングで治療してもよい。ストレッチは前腕の回内運動を行う。

トリガーポイントと
痛みの投射領域

　主要なトリガーポイントは通常、回外筋の橈側（外側）部にあり、痛みは上腕骨外側上顆に投射されることが多いが、肘窩の橈骨頭前方、第1および第2中手骨の間の第1背側骨間筋にも投射される（▶図56.2、▶図56.3）。

56　回外筋

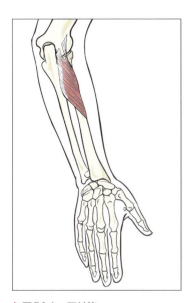

▶**図56.1**　回外筋

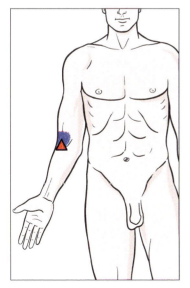

▶**図56.2**　回外筋のトリガーポイントと痛みの投射領域(1)

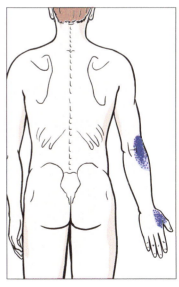

▶**図56.3**　回外筋のトリガーポイントと痛みの投射領域(2)

重要な経穴

▶図56.4

LI 8　下廉（げれん）

取穴部位：LI 5（陽渓）とLI 11（曲池）を結ぶ線を3等分すると、LI 8（下廉）はLI 5（陽渓）から上方に2/3の位置にあり、またLI 11（曲池）から下方に1/3の位置にある。したがって、LI 8（下廉）はLI 11（曲池）より4寸下方にある。

LI 9　上廉（じょうれん）

取穴部位：LI 11（曲池）の3寸下方。

LI 10　手三里（てさんり）

取穴部位：長橈側手根伸筋にあるLI 5（陽渓）とLI 11（曲池）を結ぶ線上、LI 11（曲池）の2寸下方（深く刺鍼すると回外筋に達する）。

LI 11　曲池（きょくち）

取穴部位：前腕を直角に曲げ、肘窩横紋の橈側端の外側。肘窩横紋の橈側端と上腕骨外側上顆の間、長橈側手根伸筋上の陥凹部に取る。LU 5（尺沢）と上腕骨外側上顆の間に位置する。

56 回外筋

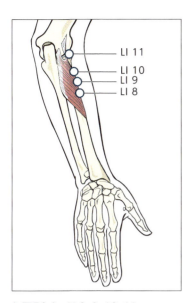

▶図56.4　LI 8, 9, 10, 11

57 長橈側手根伸筋

筋肉の説明

▶図57.1

起始：上腕骨外側上顆上縁。

停止：第2中手骨底。

神経支配：橈骨神経の深枝（C6、C7）。

作用：手関節を伸展および橈側外転（橈屈）する。

長橈側手根伸筋のトリガーポイント

概要：ここには主要なトリガーポイント・ゾーンが1つある。この部位にはトリガーポイントが好発する。トリガーポイントの活性化は、たいてい前腕の伸筋と屈筋のアンバランスが原因である。関連するトリガーポイントは総指伸筋、回外筋、腕橈骨筋に見られる。

トリガーポイントの診察：手関節をやや屈曲し、指も屈曲した状態で、それぞれの筋肉を平圧すると、激しい局所単収縮反応がかなり頻繁に誘発される。トリガーポイントは分割検査法を用いた等尺性テストで速やかに診断することもできる。

トリガーポイントの治療：きわめて治療効果が高いのは、従来の鍼療法と治療的局所麻酔、また鍼療法の鍼を使用したターゲット筋肉内刺激である。筋肉の受動的ストレッチ―必要であれば、等尺性収縮後の筋伸張法（PIR）を併用―を行えば、再発を防げるだろう。

トリガーポイントと痛みの投射領域

トリガーポイント1：橈骨頭と同じ高さの筋腹にある。痛みの投射領域は、橈骨頭から手背に広がり、母指外転筋に達する（▶図57.2）。

57 長橈側手根伸筋

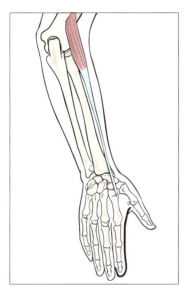

▶図57.1 長橈側手根伸筋

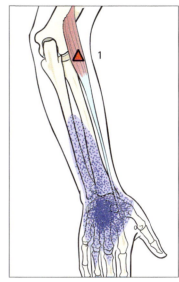

▶図57.2 長橈側手根伸筋のトリガーポイント1

重要な経穴

▶図57.3

LI 8 下廉 _{げれん}

取穴部位：LI 5（陽谿）とLI 11（曲池）を結ぶ線を3等分すると、LI 8（下廉）はLI 5（陽谿）から上方に2/3の位置にあり、またLI 11（曲池）から下方に1/3の位置にある。したがって、LI 8（下廉）はLI 11（曲池）より4寸下方にある。

LI 9 上廉 _{じょうれん}

取穴部位：LI 11（曲池）の3寸下方。

LI 10 手三里 _{てさんり}

取穴部位：LI 11（曲池）の2寸下方。

LI 11 曲池 _{きょくち}

取穴部位：前腕を直角に曲げ、肘窩横紋の橈側端の外側。肘窩横紋の橈側端と上腕骨外側上顆の間、長橈側手根伸筋上の陥凹部に取る。LU 5（尺沢）と上腕骨外側上顆の間に位置する。

LI 12 肘髎 _{ちゅうりょう}

取穴部位：LI 11（曲池）より1寸斜め上、上腕骨に近接。

57 長橈側手根伸筋

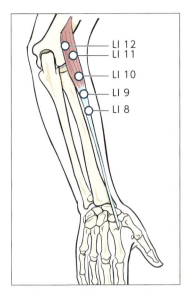

▶図57.3　LI 8, 9, 10, 11, 12

58 総指伸筋

筋肉の説明

▶図58.1

起始：上腕骨外側上顆、橈骨輪状靭帯および外側側副靭帯、前腕筋膜。

停止：指背腱膜。指節関節中間部より上方では、指背腱膜は尺側と橈側の腱に分かれているが、同関節の下方で1つの腱膜として融合し、各指の末節骨底に停止する。

神経支配：橈骨神経の深枝（C6-C8）。

作用：指節関節を伸展する、手関節を伸展する、指の尺側外転を補助する。

総指伸筋の
トリガーポイント

概要：ここでは主に環指と中指の伸筋筋腹にトリガーポイントが見つかる。トリガーポイントの活性化はたいてい慢性的な損傷が原因である。しばしば関連するトリガーポイントが指の筋肉や手根伸筋にも存在する。

トリガーポイントの診察：トリガーポイント部位の筋腹中央で典型的な局所単収縮反応が誘発される。

トリガーポイントの治療：ターゲット筋肉内刺激とその後の受動的ストレッチが短期間で効果をあげる。従来の注射針による針刺激と治療的局所麻酔も考慮してよい。

トリガーポイントと
痛みの投射領域

トリガーポイント1：中指伸筋のトリガーポイントは、肘関節近くの筋腹の部位にある。定型的な痛みの投射が筋肉に沿って走り、中指に達する。時々、痛みは近位の手関節横紋にも投射される（▶図58.2）。

トリガーポイント2：環指伸筋のトリガーポイントは、トリガーポイント1の遠位かつ尺側にある。痛みの投射領域は環指に達し、また上行して橈骨上腕骨関節にも及ぶ（▶図58.3）。

58 総指伸筋

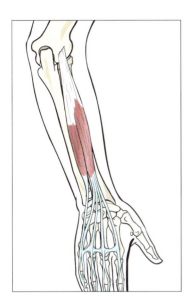

▶図58.1 総指伸筋

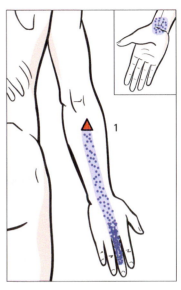

▶図58.2 総指伸筋の
トリガーポイント1

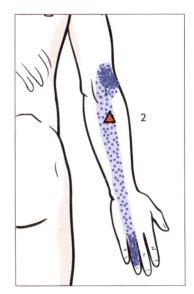

▶図58.3 総指伸筋の
トリガーポイント2

重要な経穴

▶図58.4、▶図58.5

LI 8　下廉（げれん）

取穴部位：LI 11（曲池）の4寸下方。

LI 9　上廉（じょうれん）

取穴部位：LI 11（曲池）の3寸下方。

LI 10　手三里（てさんり）

取穴部位：LI 11（曲池）の2寸下方。

LI 11　曲池（きょくち）

取穴部位：前腕を直角に曲げ、肘窩横紋の橈側端の外側。肘窩横紋の橈側端と上腕骨外側上顆の間、長橈側手根伸筋上の陥凹部に取る。

TE 4　陽池（ようち）

取穴部位：手関節背側横紋（橈骨および尺骨と近位手根骨の間の関節腔）の中心よりわずかに尺側。総指

伸筋腱の尺側、小指伸筋腱の橈側に当たる。

TE 5　外関（がいかん）

取穴部位：TE 4（陽池）の2寸上方、手関節背側横紋の中心よりわずかに尺側（TE 4参照）、TE 4（陽池）と肘頭先端を結ぶ線上、橈骨と尺骨の間。

TE 6　支溝（しこう）

取穴部位：TE 4（陽池）の3寸上方、橈骨と尺骨の骨間、TE 4（陽池）と肘頭先端を結ぶ線上（TE 4とTE 5も参照）。

TE 8　三陽絡（さんようらく）

取穴部位：TE 4（陽池）の4寸上方、橈骨と尺骨の間（TE 4も参照）。

TE 9　四瀆（しとく）

取穴部位：TE 4（陽池）の7寸上方、TE 4（陽池）と肘頭先端を結ぶ線上。この線上で、TE 9（四瀆）はTE 4（陽池）と肘窩横紋の中間より1寸上方にある。

58 総指伸筋

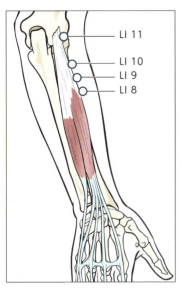

▶図58.4　LI 8, 9, 10, 11

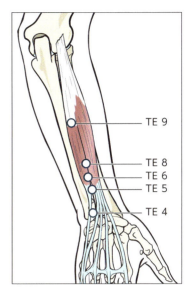

▶図58.5　TE 4, 5, 6, 8, 9

59 円回内筋

筋肉の説明

▶図59.1

　起始：
- 上腕頭：上腕骨内側上顆。
- 尺骨頭：尺骨鉤状突起。

停止：橈骨中央外側面と回内筋粗面。

　神経支配：正中神経（神経根C6、C7）。

　作用：前腕を回内し、肘関節の屈曲を補助する。

円回内筋のトリガーポイント

概要：トリガーポイントは通常、筋腹の近位部に見つかる。トリガーポイントが活性化される原因は、過剰な身体活動か、スポーツで慢性的なストレスがかかることによって前腕の回内運動が繰り返されることである（たとえば、サーブ技術の低いアマチュアがテニスをする）。

　正中神経は円回内筋の下を通るが、円回内筋を通り抜ける場合もあ

る。正中神経が圧迫されると、最終的に手根管症候群に似た症状を呈することがある特有の絞扼性［圧迫性］ニューロパチー（神経障害）をきたす可能性がある。

トリガーポイントの診察：円回内筋は肘窩を深く触診すると診察しやすい。触診すると特有の投射痛が誘発される。

トリガーポイントの治療：正中神経を傷つける危険がある。ドライニードリングや注射の前に、正中神経の進路を正確に特定しなければならない。指圧による徒手療法も選択肢の1つである。

トリガーポイントと痛みの投射領域

トリガーポイント：主要なトリガーポイントは筋腹、起始部に近い肘窩にある。痛みは前腕の近位前橈側部から手関節に投射され、母指の近位掌側部に達する（▶図59.2）。

59 円回内筋　307

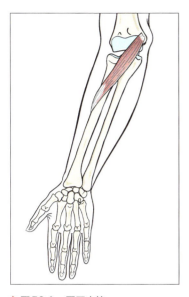

▶図59.1　円回内筋

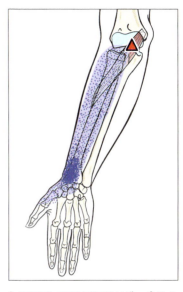

▶図59.2　円回内筋のトリガーポイント

重要な経穴

▶図59.3

PC 3　曲沢
きょくたく

取穴部位：肘窩横紋上、上腕二頭筋腱の尺側。

HT 3　少海
しょうかい

取穴部位：肘を曲げ、肘窩横紋の尺側端と上腕骨内側上顆の中点に取る。

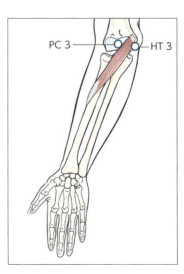

▶図59.3　PC 3とHT 3

60 浅指屈筋

筋肉の説明

▶図60.1

起始：
- 上腕尺骨頭：上腕骨内側上顆と尺骨鉤状突起。
- 橈骨頭：橈骨前面。

停止：4本の腱が第2-5中節骨稜の外側に停止する。

神経支配：正中神経（神経根C7-C11）。

作用：第2-5中手指節関節と第2-5近位指節間関節を屈曲する。

浅指屈筋の
トリガーポイント

概要：この指屈筋は、総指伸筋と同様、浅層筋である。しかし、尺側および橈側手根屈筋で覆われている。神経を傷つけないよう、絶対に針を深く刺してはならない。トリガーポイントの活性化は、肉体労働による慢性的な損傷が原因となる。特に何かを握る単調な運動はここのトリガーポイントを活性化する。

トリガーポイントの診察：筋腹中央のトリガーポイントの触診は軽く押すだけで十分であり、尺側および橈側手根屈筋と長掌筋を全体的にそっと触診すればよい。筋肉の機能をチェックしながらトリガーポイントに触れたとき、痛みが強くなるかどうかでトリガーポイントを正確に判別できる。

トリガーポイントの治療：ドライニードリングや注射をするときは、正中神経の神経構造や尺骨動脈・神経を傷つけないように細心の注意を払わなければならない。ここのトリガーポイントは不活性化しやすい。治療後の指を背屈するストレッチが再発防止には欠かせない。このストレッチを患者が自分でも行える。

60 浅指屈筋

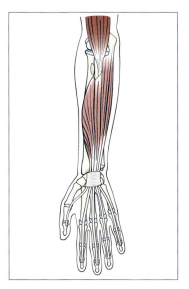

▶図60.1　浅指屈筋

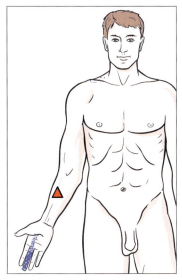

▶図60.2　浅指屈筋のトリガーポイントと痛みの投射領域（1）

トリガーポイントと痛みの投射領域

屈筋群の橈側部では、痛みは中指の掌側に投射される（▶図60.2）。尺側部では環指か小指に投射される（▶図60.3）。さらに手掌に投射される場合もある。

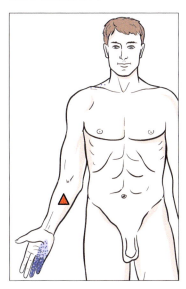

▶図60.3　浅指屈筋のトリガーポイントと痛みの投射領域（2）

重要な経穴

▶図60.4

LU 5 尺沢

取穴部位：肘窩横紋上、上腕二頭筋腱の橈側。

LU 7 列欠

取穴部位：前腕橈側、橈骨茎状突起近位のV字形陥凹部、手関節掌側横紋の1.5寸上方。LU 7（列欠）は橈骨茎状突起の近位部と橈骨体の変わり目にある。

PC 3 曲沢

取穴部位：肘窩横紋上、上腕二頭筋腱の尺側。

PC 6 内関

取穴部位：豆状骨近位の手関節掌側横紋の2寸上方、長掌筋腱と橈側手根屈筋腱の間。

PC 7 大陵

取穴部位：豆状骨近位の手関節掌側横紋の中心、長掌筋腱と橈側手根屈筋腱の間。

HT 3 少海

取穴部位：肘を曲げ、肘窩横紋の尺側端と上腕骨内側上顆の中点に取る。

HT 4 霊道

取穴部位：HT 7（神門）の1.5寸上方、尺側手根屈筋腱の橈側。

HT 5 通里

取穴部位：HT 7（神門）の1寸上方、尺側手根屈筋腱の橈側。

HT 7 神門

取穴部位：手関節掌側横紋上、尺側手根屈筋腱の橈側。

60 浅指屈筋

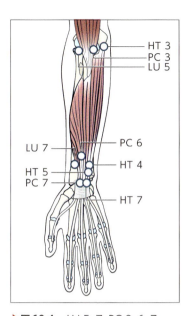

▶図 60.4　LU 5, 7, PC 3, 6, 7, HT 3, 4, 5, 7

61 外腹斜筋

筋肉の説明

▶図61.1

　起始：第5-12肋骨の下縁と外側面。

　停止：恥骨結節、恥骨稜、腸骨稜外縁、鼡径靭帯、白線。

　神経支配：肋間神経(T5-T11)、肋下神経(神経根T12)、腸骨下腹神経(T12-L1)、腸骨鼡径神経(神経根L1)。

　作用：片側が収縮すると、胸部が骨盤に対抗して対側に回旋する。両側が収縮すると脊柱が屈曲する。さらに腹圧と強制呼気の補助筋としても作用する。

外腹斜筋の
トリガーポイント

　概要：しばしば急性腹症（板状硬結、腹部硬直）（訳注：腹痛を主訴として急激に発症し、迅速な処理を必要とする腹部救急疾患の総称）との関連でトリガーポイントが発生する。また、月経困難症、下痢、膀胱痙攣、睾丸痛など内臓疾患の場合にもトリガーポイントが観察される。最初にトリガーポイントが発生し、副次的な腹部の諸症状を引き起こす場合もある。しかし、この逆のほうが多い。つまり、内臓求心性刺激が原因で腹筋のトリガーポイントが形成されるのである。急性腰痛も外腹斜筋のトリガーポイントに関連していることがよくある。

　トリガーポイントの診察：座位で診察する。この筋肉の索状硬結とトリガーポイントは回旋運動で刺激される。

61 外腹斜筋

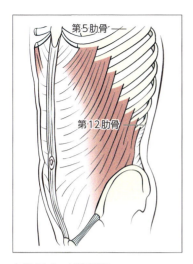

▶図61.1 外腹斜筋

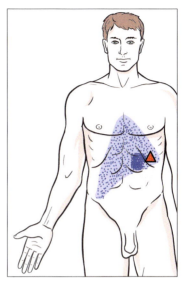

▶図61.2 外腹斜筋の
トリガーポイント1

トリガーポイントの治療：ドライニードリングは何の問題もなく可能、トリガーポイント浸潤麻酔も選択肢に入れてよい。トリガーポイントの注射や鍼は患者を背臥位にして行う。腹膜を誤刺しないようにしなければならない。ただし、内臓の損傷はめったに起こらない。

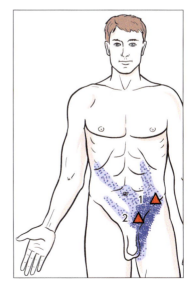

▶図61.2 外腹斜筋の
トリガーポイント2

トリガーポイントと痛みの投射領域

トリガーポイント1：上胃部（心窩部）に向かう肋骨弓前縁にある（▶図61.2）。上胃部に投射される特有の痛みは、狭心症や胃部疾患の症状によく似ている。

トリガーポイント2：腸骨稜に付着する停止部の近くにある。ここから投射された痛みが鼡径部に届き、陰唇または睾丸に達する（▶図61.3）。立ちっぱなしでいると、さらに腹部全体に痛みが投射され、そのために根本原因となっている位置を特定するのが難しくなる。

重要な経穴

▶図61.4

CV 2 曲骨

取穴部位：前正中線上、恥骨結合の上縁。

CV 3 中極

取穴部位：恥骨結合上縁の中心から上方に1寸。

CV 4 関元

取穴部位：恥骨結合上縁の中心から上方に2寸（正確な取穴法については、p.104のCV 3〈中極〉を参照）。

CV 6 気海

取穴部位：臍下1.5寸（正確な取穴法については、p.104のCV 3〈中極〉を参照）。

CV 12 中脘

取穴部位：剣状突起先端と臍を結ぶ線の中心。

CV 14 巨闕

取穴部位：剣状突先端（CV 15）の下方1寸。

CV 15 鳩尾

取穴部位：前正中線上、剣状突先端のすぐ下。

LR 13 章門

取穴部位：第11肋骨端下縁

61 外腹斜筋

GB 25 京門

取穴部位：第12肋骨端下縁

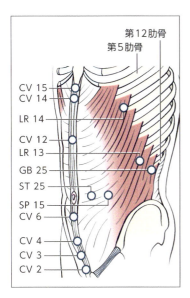

▶図61.4　CV 2, 3, 4, 6, 12, 14, 15, LR 13, 14, ST 25, SP 15, GB 25

LR 14 期門

取穴部位：第6肋間腔、乳頭線上の乳頭の下。

ST 25 天枢

取穴部位：臍の2寸外側。

SP 15 大横

取穴部位：臍の4寸外側。

62 腸骨筋／腰筋

腸骨筋の説明

▶図62.1

起始：腸骨窩全体から骨盤分界線へ、下前腸骨棘、筋裂孔から股関節包前面へ。

停止：大腿骨小転子。

神経支配：大腿神経（T12-L3/L4）。

作用：骨盤部と腰部の固定時に、大腰筋とともに股関節の最強の屈筋（腸腰筋）。大腿骨の固定時に、同側の骨盤を外側に回旋する。

腸骨筋のトリガーポイント

概要：変形性股関節症では筋肉の短縮がきわめてよく見られる。腸骨筋は一般に収縮しやすく、トリガーポイントを形成しやすい傾向がある（▶図62.2）。この傾向は、腸骨筋膜と直に境を接している盲腸の炎症に反応して内臓求心性刺激が発生することによってしばしば促進される。腸骨筋のトリガーポイントは、ほかの筋肉のトリガーポイントに関連して発生することが多い（腰方形筋、腹直筋、大腿直筋、大腿筋膜張筋など）。したがって、こうした二次性トリガーポイントも治療することを勧める。

トリガーポイントの診察：患者を背臥位にしてリラックスさせると、盲腸と腸骨内側の間に腸骨筋が直接触れる。ただし、この部位に癒着があれば見つかりにくいことが多い。その場合、通常は手技による盲腸のモビリゼーションが必要である。トリガーポイントは腸骨筋の前よりの部分に1つあり、もう1つは股関節の高さにある。

62 腸骨筋／腰筋

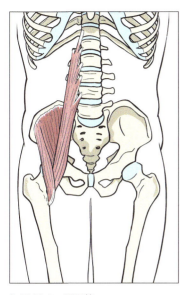

▶図62.1　腸骨筋

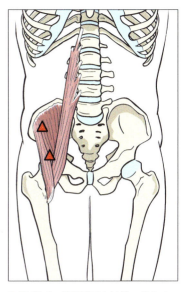

▶図62.2　腸骨筋のトリガーポイント

トリガーポイントの治療：盲腸を内側方向に十分動かせるならば、腸骨筋のトリガーポイントの鍼療法を試みてもよい。内臓障害の原因も治療することが重要である。再発を防ぐには、対側の股関節を最大限に屈曲しながら同側の股関節を伸展して大腿直筋をストレッチする理学療法のストレッチが必要である。たいていは大腿直筋も収縮している。

腰筋の説明

▶図62.3

　起始：第12胸椎から第4腰椎までの外側面、腰椎の椎間板と肋骨突起。

　停止：大腿骨小転子。

　神経支配：大腿神経（T12-L3/L4）。

　作用：腸骨筋とともに股関節の最強の屈筋（腸腰筋）。大腿骨の固定時に、腰椎を屈曲し、同側の骨盤の半分を後方に回旋し、腰椎を側屈する。

補足情報

両側の腰筋の間に腰神経叢がある。

腰筋のトリガーポイント

概要：腰筋は小腰筋と大腰筋に細分される。トリガーポイントが頻繁に見つかるのは大腰筋のほうである（▶図62.4）。それらは慢性的な筋損傷や腰椎周辺筋肉の姿勢不良、また変形性股関節症に関連している。ここでもまた、内臓求心性刺激が関与する。つまり腰筋に直に重なる腎臓または左の腰筋を横切るS状結腸からの内臓求心性刺激である。したがって、腸骨前部の障害は右に出ることが多く（骨盤の半分の前方回旋）、腸骨後部の障害は左に出ることが多い（骨盤の半分の後方回旋）。この結果、左脚の短縮または右脚の伸長によって脚の長さがふぞろいになり、機能差が生じる。この原因は股関節の回転中心が下方にずれる（右）か、上方にずれる（左）ことである。したがって、トリガーポイントだけでなく根本的な骨盤のゆがみの原因も必ず治療することを勧める。

トリガーポイントの診察：大腰筋は患者をリラックスさせ、深く触診しなければ診察できない。大腰筋はしばしば圧迫に過敏に反応する。ジャンプサインはない。

トリガーポイントの治療：腰筋のトリガーポイントは一般にドライニードリングや注射では治療できない。できるにしても、きわめて難しい。したがって、筋筋膜リリースなど、ストレッチの技法を勧める。

62 腸骨筋／腰筋

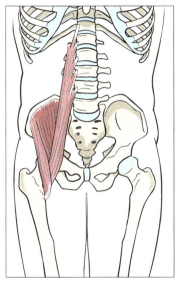

▶図62.3　腰筋

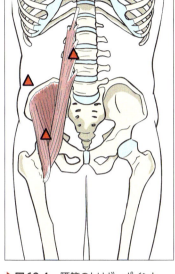

▶図62.4　腰筋のトリガーポイント

トリガーポイントと痛みの投射領域

腸腰筋

▶図62.5、▶図62.6

トリガーポイント1-3：トリガーポイント1は腸腰筋の腹側部にあり、脊椎前、第3腰椎の高さに位置する。トリガーポイント2は股関節の真上にある。トリガーポイント3は腸骨筋にある。痛みの投射領域は真裏にあたる傍脊椎、腰部にあり、仙腸関節と殿部上内側に投射される。もう1つの痛みの投射領域は大腿直筋にあり、上前腸骨棘の方向に投射される。

重要な経穴

腸腰筋は解剖学的に直接鍼で治療することはできない。

62 腸骨筋／腰筋

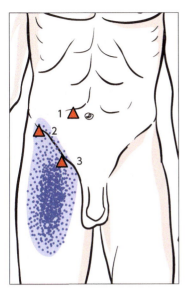

▶図62.5　腸腰筋のトリガーポイント 1-3（1）

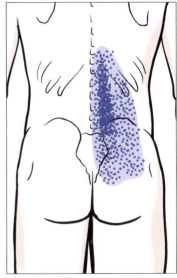

▶図62.6　腸腰筋のトリガーポイント 1-3（2）

63　腰方形筋

筋肉の説明

▶図63.1

起始：
- 背側部：腸骨稜と腸腰靱帯。
- 腹側部：第2-5腰椎の肋骨突起。

停止：
- 背側部：第12肋骨と第1-3腰椎肋骨突起。
- 腹側部：第12肋骨。

神経支配：肋下神経と腰神経叢（T12-L3）。

作用：体幹を側屈する、呼吸時に第12肋骨を安定させる（横隔膜の固定点）。

腰方形筋のトリガーポイント

概要：4つのトリガーポイントがある（▶図63.2）。そのうち2つはそれぞれ腰方形筋の深部と浅部にある。仙腸関節の障害は慢性的なものであることが多い。トリガーポイントは、急性の損傷によって、また事故との関連で、あるいは機能的脊柱側彎症（脚の長さがふぞろいになった結果）や原発性の脊柱側彎症に起因する慢性損傷によって活性化する。関連するトリガーポイントは腹筋、対側の腰方形筋、同側の腸腰筋と腸肋筋、また時には広背筋や内腹斜筋に発生する。さらに殿部にもトリガーポイントが見られ、特に神経根L5およびS1（S：仙骨神経）に関連する神経根刺激の症状の場合にはこの部位に発生する。

トリガーポイントの診察：まず、次の整形外科的な原因を明らかにすべきである：機能的または構造的脊柱側彎症、骨盤の斜位、骨盤の転位（ずれ）。トリガーポイントの触診は側臥位で患者をリラックスさせて行う。局所単収縮反応はめったに観察されないが、たいていはっきりした筋肉の硬化がある。

63 腰方形筋

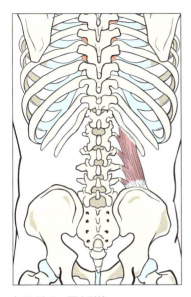

▶図63.1　腰方形筋

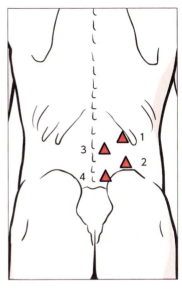

▶図63.2　腰方形筋のトリガーポイント

トリガーポイントの治療： 鍼を直刺するには長さ60mm以上の鍼療法の鍼を用いるしかない。治療的局所麻酔もとりうる方法である。ただし、ドライニードリングも、側臥位で鍼を脊椎横突起に向けて刺せばたいていはうまくいく。継続治療の筋肉ストレッチは、背臥位で股関節を約80度屈曲し、等尺性収縮後の筋伸張法（PIR）で股関節を内転する。こうすると殿部全体もストレッチされる。

トリガーポイントと痛みの投射領域

トリガーポイント1および2：浅部のトリガーポイント1（▶図63.3、▶図63.4）は、腰方形筋縁の外側端から約2寸下、第12肋骨の2寸下にある。痛みの投射領域は殿部の上方背外側の高さにあり、鼡径と仙腸関節にも投射される。トリガーポイント2（▶図63.3、▶図63.4）は、第4腰椎の高さ、腰方形筋が腸骨稜の背外側に付着する部位のすぐ上にある。痛みの投射領域は大転子の高さにあり、腹側および背側方向に投射される。

トリガーポイント3および4：深部のトリガーポイントは第3および第4腰椎の高さにある（▶図63.5）。定型的な痛みの投射領域は仙腸関節と殿部の下よりの中央にある。

重要な経穴

▶図63.6

BL 23 腎兪 じんゆ

取穴部位：第2腰椎の棘突起下縁から外側に1.5寸。

BL 51 肓門 こうもん

取穴部位：第1腰椎の棘突起下縁から外側に3寸。

BL 52 志室 ししつ

取穴部位：第2腰椎の棘突起下縁から外側に3寸。

63 腰方形筋

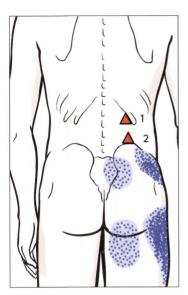

▶図63.3 腰方形筋のトリガーポイント1と2（1）

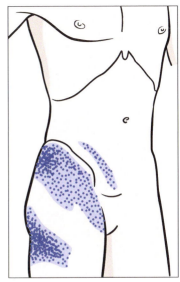

▶図63.4 腰方形筋のトリガーポイント1と2（2）

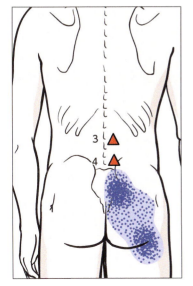

▶図63.5 腰方形筋のトリガーポイント3と4

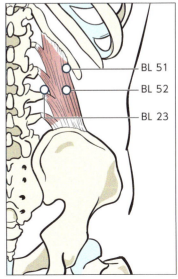

▶図63.6 BL 23, 51, 52

64　大殿筋

筋肉の説明

▶図64.1

　起始：腸骨背面、胸腰筋膜、仙骨および尾骨外縁、仙結筋靭帯。

　停止：大腿骨殿筋粗面、大腿筋膜の腸脛靭帯、外側筋間中隔。

　神経支配：下殿神経(L4-S1)。

　作用：股関節の伸展、上部線維：外転、下部線維：内転、大腿の外旋

大殿筋の
トリガーポイント

概要：大殿筋には3つのトリガーポイントがある。この部位のトリガーポイントは、小殿筋や坐骨下腿筋のトリガーポイントに併発することが多い。深層の脊柱起立筋のトリガーポイントも関係があることがわかっている。トリガーポイントの活性化は、大殿筋の負担の増大に関連する急性の事象がしばしば原因になる。そのようなトリガーポイントはアスリートによく見られる。

トリガーポイントの診察：トリガーポイントは表層にあり、容易に触診できる。局所単収縮反応はめったに観察されない。特にトリガーポイント1と2の場合は、ヴァレー圧痛点という意味で坐骨神経が直接圧迫に敏感なことは区別すべきである。

トリガーポイントの治療：鍼療法、ドライニードリング、治療的局所麻酔で何の問題もなくトリガーポイントを不活性化できる。等尺性収縮後の筋伸張法（PIR）を用いる大殿筋をターゲットにしたストレッチで治療を仕上げる。

トリガーポイントと
痛みの投射領域

トリガーポイント1：トリガーポイント1（▶図64.2）は、上後腸骨棘を通る垂直線の延長上、殿裂上方端の高さにある。痛みの主な投射領域は大殿筋の内側縁と下縁に沿って広がる。

64 大殿筋

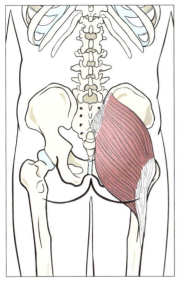

▶図64.1　大殿筋

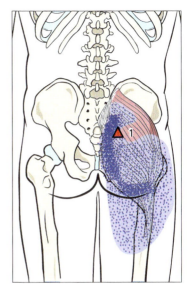

▶図64.2　大殿筋のトリガーポイント1

トリガーポイント2：トリガーポイント2（▶図64.3）は、大殿筋下縁の高さ、殿溝の約4-5cm上にある。痛みの投射領域はこの部位、仙骨下方部を含む殿部全体、および大転子の上にある。

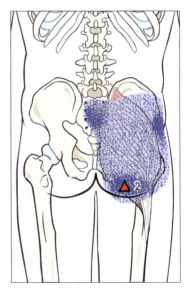

▶図64.3　大殿筋のトリガーポイント2

トリガーポイント3：トリガーポイント3（▶**図64.4**）は大殿筋の下縁内側にあり、痛みは主に尾骨方向に投射される。

重要な経穴

▶図64.5

BL 27　小腸兪
しょうちょうゆ

取穴部位：第1後仙骨孔の高さ、正中仙骨稜の1.5寸外側、仙骨と上後腸骨棘上部の間の陥凹部。

BL 28　膀胱兪
ぼうこうゆ

取穴部位：第2後仙骨孔の高さ、正中仙骨稜の1.5寸外側。

BL 29　中膂兪
ちゅうりょゆ

取穴部位：第3後仙骨孔の高さ、正中仙骨稜の1.5寸外側。

BL 30　白環兪
はっかんゆ

取穴部位：第4後仙骨孔の高さ、正中仙骨稜の1.5寸外側。

BL 36　承扶
しょうふ

取穴部位：殿溝の中央。

BL 53　胞肓
ほうこう

取穴部位：第2後仙骨孔の高さ、BL 28（膀胱兪）の1.5寸外側。

BL 54　秩辺
ちっぺん

取穴部位：第4後仙骨孔の高さ、正中仙骨稜の3寸外側。

GB 30　環跳
かんちょう

取穴部位：股関節の外側、大転子頂点と仙骨裂孔を結ぶ線上の大転子頂点から1/3の位置。中国では、この経穴は常に患者を側臥位にして刺鍼する。施術する側の股関節と膝を曲げ、下になっている脚は伸ばす。

64 大殿筋

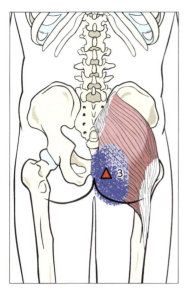

▶図64.4 大殿筋のトリガーポイント3

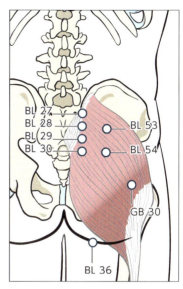

▶図64.5 BL 27, 28, 29, 30, 36, 53, 54, GB 30

65 中殿筋

筋肉の説明

▶図65.1

起始：前殿筋線と後殿筋線の間の腸骨翼。

停止：大腿骨大転子。

神経支配：上殿神経（L4-S1）。

作用：脚を股関節で外転する。支持脚側の骨盤を安定させ、非支持脚の内旋を補助する。

中殿筋のトリガーポイント

概要：筋肉全体にトリガーポイントがある（▶図65.2）。それらは特にスポーツや仕事が原因の筋肉損傷によって発生するが、事故の後にも見られる。仙腸関節の機能障害がしばしば観察される。

トリガーポイントの診察：股関節を90度屈曲から内転して触診すると、トリガーポイントが刺激される。継続治療で短縮した筋肉群をストレッチするときも同じ肢位で行う。

トリガーポイントの治療：ターゲット筋肉内刺激で治療したうえで、受動的ストレッチによる継続治療を行うことがきわめて効果的である。罹患した仙腸関節の調整を含め、徒手療法も同時に行うべきである。あるいは、従来の注射針による針刺激や治療的局所麻酔も用いてよい。

トリガーポイントと痛みの投射領域

トリガーポイント1：トリガーポイント1（▶図65.3）は中殿筋後部、上後腸骨棘の近くにあり、仙腸関節周辺に痛みが投射される。

トリガーポイント2：トリガーポイント2（▶図65.4）は中殿筋中部にあり、殿部と大転子に痛みが投射される。

65 中殿筋

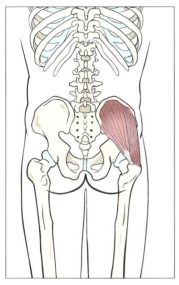

▶図65.1　中殿筋

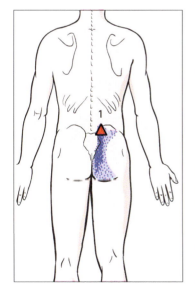

▶図65.2　中殿筋のトリガーポイント

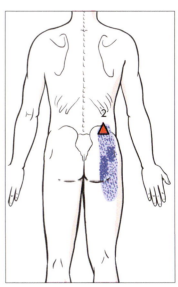

▶図65.3　中殿筋のトリガーポイント1

▶図65.4　中殿筋のトリガーポイント2

トリガーポイント3：トリガーポイント3（▶図65.5）は中殿筋の前縁にあり、同側の仙腸関節に特徴的な痛みが投射される。

重要な経穴

▶図65.6

Ex-B 6　腰宜
（ようぎ）

取穴部位：第4腰椎の棘突起下縁の下、後正中線の3寸外側。

Ex-B 7　腰眼
（ようがん）

取穴部位：第4腰椎の棘突起下縁から外側に3.5寸。

BL 53　胞肓
（ほうこう）

取穴部位：第2後仙骨孔の高さ、BL 28（膀胱兪）の1.5寸外側。

BL 54　秩辺
（ちっぺん）

取穴部位：第4後仙骨孔の高さ、正中仙骨稜の3寸外側。

GB 30　環跳
（かんちょう）

取穴部位：股関節の外側、大転子頂点と仙骨裂孔を結ぶ線上の大転子頂点から1/3の位置。中国では、この経穴は常に患者を側臥位にして刺鍼する。施術する側の股関節と膝を曲げ、下になっている脚は伸ばす。

65 中殿筋

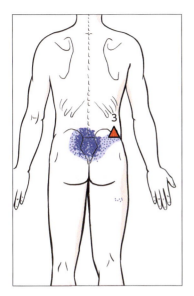

▶図65.5 中殿筋のトリガーポイント3

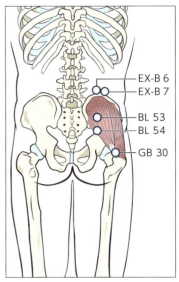

▶図65.6 EX-B 6, EX-B 7, BL 53, 54, GB 30

66 小殿筋

筋肉の説明

▶図66.1

　起始：前殿筋線と下殿筋線の間の腸骨翼。

　停止：大腿骨大転子。

　神経支配：上殿神経（神経根L4-S1）。

　作用：十分に収縮すると大腿を外転する。小殿筋前部だけが収縮すると非支持脚を内旋する。後部だけが収縮すると非支持脚を外旋し、やや伸展する。支持脚側が収縮すると骨盤を安定させる。

小殿筋の
トリガーポイント

概要：この筋肉のトリガーポイントは、中殿筋のトリガーポイントに併発することがかなり頻繁にある。原因は類似している。

トリガーポイントの診察：小殿筋は中殿筋が弛緩しているときにしか触診できない。中殿筋の起始部のほうが近位かつ浅層にある。患者を側臥位にし、股関節を90度屈曲から外転して診察する。

トリガーポイントの治療：中殿筋と同様に、ドライニードリングによる筋肉内刺激など、直接的な手法後、股関節を90度屈曲から外転する受動的ストレッチを行うことがきわめて効果的である。治療的局所麻酔や従来の注射針による針刺激も選択肢の1つである。小殿筋は患者が自分でも容易にストレッチできる。。

トリガーポイントと
痛みの投射領域

トリガーポイント1：小殿筋前部にある（▶図66.2）。殿筋後部の領域に、または腸脛靭帯に沿って下降し膝を通りくるぶし外側まで痛みが投射される。

66 小殿筋

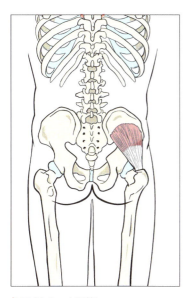

▶図66.1　小殿筋

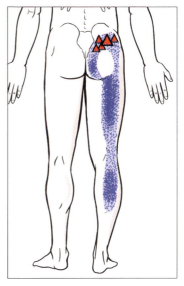

▶図66.3　小殿筋のトリガーポイント2

トリガーポイント2：小殿筋のもっと内側かつ後部にある。殿筋後部の領域および大腿後側部から下降しふくらはぎ後側部、およそ腓腹筋の外側頭の高さまで痛みが投射される。

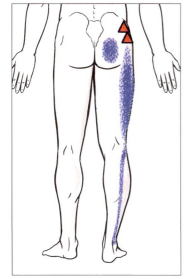

▶図66.2　小殿筋のトリガーポイント1

重要な経穴

▶図66.4

BL 53 胞肓 （ほうこう）

取穴部位： 第2後仙骨孔の高さ、BL28（膀胱兪）の1.5寸外側。

BL 54 秩辺 （ちっぺん）

取穴部位：第4後仙骨孔の高さ、正中仙骨稜の3寸外側。

GB 30 環跳 （かんちょう）

取穴部位： 股関節の外側、大転子頂点と仙骨裂孔を結ぶ線上の大転子頂点から1/3の位置。中国では、この経穴は常に患者を側臥位にして刺鍼する。施術する側の股関節と膝を曲げ、下になっている脚は伸ばす。

66 小殿筋

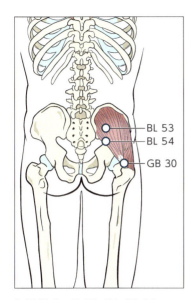

▶図66.4　BL 53, 54, GB 30

67 梨状筋

筋肉の説明

▶図67.1

起始：仙骨前面。
停止：大腿骨大転子の先端。
神経支配：仙骨神経叢（L5-S2）。
作用：外旋、外転。

ℹ 補足情報

坐骨神経が早く（高い位置で）分枝している人の場合、総腓骨神経が梨状筋を通過しており、そこで圧迫されることがある（梨状筋症候群）。

梨状筋の
トリガーポイント

概要： 梨状筋の2つのトリガーポイントは腰部、骨盤、股関節の慢性的な痛みに関連していることが多い。それらは腰仙移行部の慢性的な障害によって活性化されるが、急性の損傷に反応して活性化されることはめったにない。梨状筋が短縮している場合、筋肉の走行異常に起因する症例の約10％で坐骨神経の絞扼（特に腓骨部の）が起こる。鑑別診断ではこれを考慮すべきである。通常、上・下双子筋と内閉鎖筋に活動性の関連するトリガーポイントが発生する。大・中殿筋でも同様である。

トリガーポイントの診察： 股関節を90度屈曲および内転し、同時に脊柱の残りの部分を対側に回旋するとトリガーポイントが活性化される。患者を腹臥位にし、大転子後部と仙骨の間を慎重に深く触診すると梨状筋に触れる。

トリガーポイントの治療： 従来の鍼療法とドライニードリングで、また治療的局所麻酔でも不活性化が可能。治療を成功させるには、等尺性収縮後の筋伸張法（PIR）を併用した受動的ストレッチが重要である。

67 梨状筋

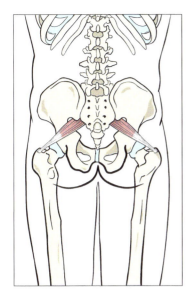

▶図67.1　梨状筋

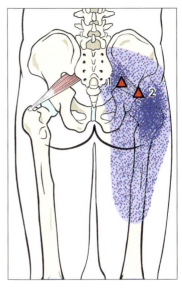

▶図67.2　梨状筋のトリガーポイント1と2

トリガーポイントと痛みの投射領域

トリガーポイント1および2：トリガーポイント1は起始部近くにあり、痛みは主に大転子後部の領域に投射される。これとは対照的に、トリガーポイント2は停止部近くにあり、痛みは仙腸関節下極の領域に投射される。またどちらのトリガーポイントにも共通する痛みの投射領域が殿部から大腿背側にかけて広がる（▶図67.2）。

重要な経穴

▶図67.3

BL 54　秩辺
<small>ちっぺん</small>

取穴部位：第4後仙骨孔の高さ、正中仙骨稜の3寸外側。

GB 30　環跳
<small>かんちょう</small>

取穴部位：股関節の外側、大転子と仙骨裂孔を結ぶ線上の大転子側から1/3の位置。

67 梨状筋

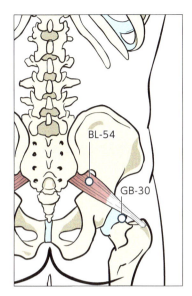

▶図67.3　BL 54とGB 30

68　大腿四頭筋

筋肉の説明

▶図68.1、▶図68.2、▶図68.3

起始：

- 大腿直筋：1頭は下前腸骨棘、もう1頭は寛骨臼と股関節包。
- 内側広筋：転子間線下方部、(大腿骨)粗線内側唇。
- 外側広筋：大転子外側部、(大腿骨)粗線外側唇、転子間線。
- 中間広筋：大腿骨前面および外側面。

停止：膝蓋骨底および外側面、膝蓋靱帯を経て脛骨結節。

神経支配：大腿神経（L2-L4)、L4のインジケータ筋（筋肉反射テストをする筋）。

作用：膝関節を伸展する。大腿直筋：大腿を屈曲する。

68 大腿四頭筋

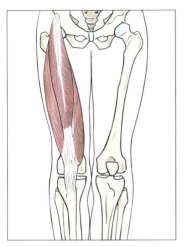

▶図68.1　大腿四頭筋(1)

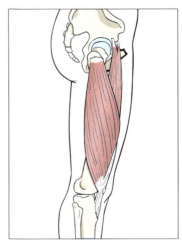

▶図68.2　大腿四頭筋(2)

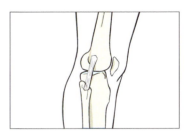

▶図68.3　大腿四頭筋(3)

68 大腿四頭筋

大腿四頭筋の
トリガーポイント

概要：この筋群のトリガーポイント
（▶図68.4、▶図68.5）はきわめ
て発生頻度が高く、症状は主に大腿
に限定され、トリガーポイントの大半
は外側広筋に見られる。これらのト
リガーポイントはスポーツ中の急性
損傷によって、特に突発的な激しい
異常収縮が起きた場合に活性化さ
れる。大腿四頭筋のトリガーポイント
は通常、大腿後面の筋肉やヒラメ筋
のあたりにある一次性トリガーポイン
トに付随して発生する。しかし、股
関節や膝関節に異常があり、内側広
筋と外側広筋がアンバランスである
結果として一次性トリガーポイントが
見つかる場合もある。

トリガーポイントの診察：大腿直筋
を診察するには、股関節をやや外転
して母指で上方部を触診する。内
側広筋を触診するには、膝を屈曲し、
股関節をやや屈曲および外転して平
圧する。このとき、患者が自力で脚
を保たなくてもよいように膝関節を外
側から支える。中間広筋を触診する
には、患者を背臥位にし、股関節と
膝関節は屈曲せずに（中立位）脚を
伸展して深く押す。外側広筋のトリ

ガーポイントも股関節と膝関節をや
や屈曲し、膝関節を下から支えて平
圧することで特定される。

トリガーポイントの治療：ドライニー
ドリングが最適なようだ。通常、こ
の治療で索状硬結の局所単収縮
反応が誘発される。鍼療法または
トリガーポイント浸潤麻酔も考慮す
る。筋肉が短縮している場合が多
いので、治療後に筋肉を十分にスト
レッチする方法を患者に教える必要
がある。等尺性収縮後の筋伸張法
（PIR）も加えると効果がある。

68 大腿四頭筋

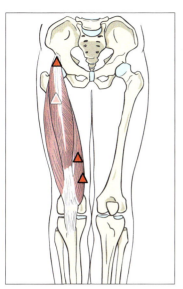

▶図68.4　大腿四頭筋の
トリガーポイント(1)

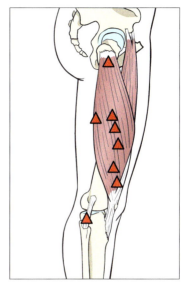

▶図68.5　大腿四頭筋の
トリガーポイント(2)

トリガーポイントと痛みの投射領域

大腿直筋

トリガーポイント1： 大腿直筋のトリガーポイントは起始部近く、股関節の真上にある。定型的な痛みの投射領域は前大腿下方部に広がる（▶図68.6）。

中間広筋

トリガーポイント1： 中間広筋は大腿直筋の下にあり、筋肉全体にトリガーポイントが発生する。位置は様々であり、痛みは大腿前部に限局して投射される（▶図68.7）。

内側広筋

トリガーポイント1： 内側広筋のトリガーポイント1は、膝蓋骨上極より5cm上方の筋腹にあり、投射症状は膝関節腔の内側と大腿内側下方部に広がる（▶図68.8）。

トリガーポイント2： 内側広筋のトリガーポイント2は筋肉中央にあり、筋肉に沿って痛みの投射領域が広がるが、特に下方部に集中する（▶図68.9）。

68 大腿四頭筋

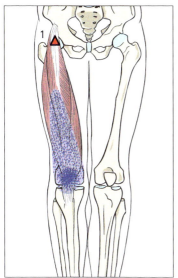

▶図68.6 大腿四頭筋（大腿直筋）の
トリガーポイント1

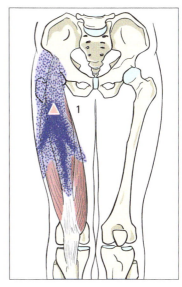

▶図68.7 大腿四頭筋（中間広筋）の
トリガーポイント1

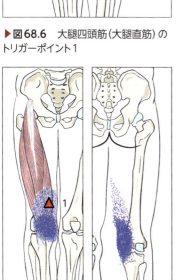

▶図68.8 大腿四頭筋（内側広筋）の
トリガーポイント1

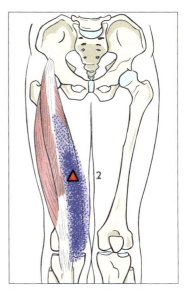

▶図68.9 大腿四頭筋（内側広筋）の
トリガーポイント2

外側広筋

トリガーポイント1： 外側広筋のトリガーポイント1は、筋肉腹側部、膝蓋骨のすぐ上にある。痛みの主な投射領域は膝蓋骨周辺の外側から膝関節腔の外側にあり、大腿外側中間部にも少し投射される（▶図68.10）。

トリガーポイント2： 外側広筋のトリガーポイント2はトリガーポイント1のすぐ背側にある。痛みは外側広筋の下方部に投射され、さらに大腿背外側と下腿背外側の上方部にも投射ゾーンがある（▶図68.11）。

トリガーポイント3： 外側広筋のトリガーポイント3は、外側広筋の背側縁に近い筋腹中央にある。痛みの投射領域は大転子から腓骨頭に達する（▶図68.12）。

トリガーポイント4： 外側広筋のトリガーポイント4は筋腹のちょうど中央にある（▶図68.13）。大腿に沿って殿部外側まで、また膝関節の前外側部に痛みが投射されるが、膝蓋には痛みが出ない。

68 大腿四頭筋

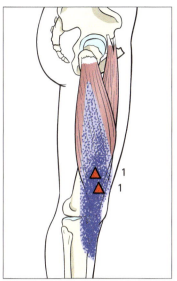

▶図68.10 大腿四頭筋(外側広筋)のトリガーポイント1

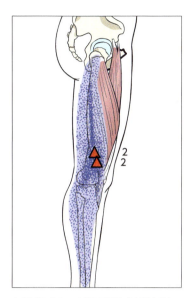

▶図68.11 大腿四頭筋(外側広筋)のトリガーポイント2

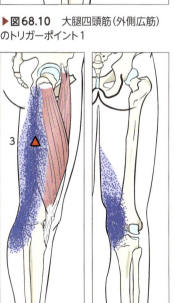

▶図68.12 大腿四頭筋(外側広筋)のトリガーポイント3

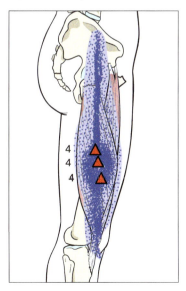

▶図68.13 大腿四頭筋(外側広筋)のトリガーポイント4

トリガーポイント5：外側広筋のトリガーポイント5は大転子のすぐ下、外側広筋起始部にある。痛みの投射領域もここに限局される（▶図68.14）。

膝のトリガーポイント

膝関節の外側側副靱帯停止部にあるトリガーポイントは筋原性のものではない。ここでは、痛みは大腿骨外側顆に投射される（▶図68.15）。

重要な経穴

▶図68.16、▶図68.17

ST 31　髀関 ひかん

取穴部位：股関節を屈曲し、縫工筋外側の陥凹部に取る。上前腸骨棘と膝蓋骨底の外側端を結ぶ線が恥骨結合下縁を通る水平線と交差する位置になる。

ST 32　伏兎 ふくと

取穴部位：膝蓋外側上縁の6寸上、上前腸骨棘と膝蓋骨底外端を結ぶ線上。

ST 33　陰市 いんし

取穴部位：膝蓋外側上縁の3寸上、上前腸骨棘と膝蓋骨底外端を結ぶ線上。

ST 34　梁丘 りょうきゅう

取穴部位：膝を軽く曲げ、膝蓋骨の外側上縁より2寸上、外側広筋の陥凹部に取る。上前腸骨棘と膝蓋骨底外端を結ぶ線上。

ST 35　犢鼻 とくび

取穴部位：膝を軽く曲げ、膝蓋骨下縁、膝蓋靱帯外側の陥凹部に取る。

68 大腿四頭筋

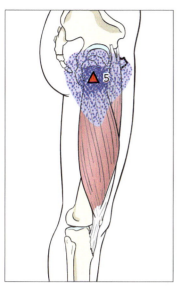

▶図68.14 大腿四頭筋(外側広筋)のトリガーポイント5

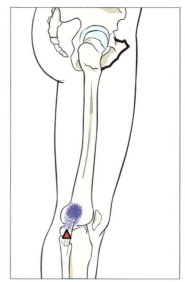

▶図68.15 大腿四頭筋(膝)のトリガーポイント

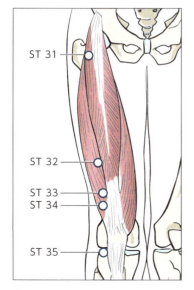

▶図68.16 ST 31, 32, 33, 34, 35

68 大腿四頭筋

SP 10 血海(けっかい)

取穴部位：膝を曲げ、膝蓋骨底内端の上方2寸、内側広筋の隆起部に取る。別な取穴法：母指をやや広げて膝蓋骨に手掌を当てたとき、母指の先が示す位置にある。

SP 11 箕門(きもん)

取穴部位：SP 10（血海）の6寸上。縫工筋の外側、縫工筋と内側広筋の間の陥凹部。

Ex-LE 1 髖骨(かんこつ)

取穴部位：ST 34（梁丘）の左右1.5寸の2点。

Ex-LE 2 鶴頂(かくちょう)

取穴部位：膝蓋骨上縁の中心。

Ex-LE 3 百虫窩(ひゃくちゅうか)

取穴部位：内側広筋にあり、SP 10（血海）の1寸上。

Ex-LE 4 内膝眼(ないしつがん)

取穴部位：膝を曲げ、膝蓋靭帯内側の陥凹部、内膝眼に取る。

68 大腿四頭筋

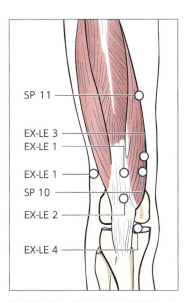

▶図68.17 SP 10, 11, EX-LE 1, 2, 3, 4

69 ハムストリング

筋肉の説明

▶図69.1、▶図69.2

起始：

- 大腿二頭筋、長頭：坐骨結節と仙結筋靭帯
- 大腿二頭筋、短頭：大腿骨粗線と外側筋間中隔
- 半膜様筋：坐骨結節、総頭の近位かつ外側
- 半腱様筋：坐骨結節

停止：

- 大腿二頭筋：腓骨頭外側面、脛骨外側顆
- 半膜様筋：脛骨内側顆の後内側部
- 半腱様筋：鵞足を経て脛骨内側面

神経支配：

- 大腿二頭筋、長頭：坐骨神経の脛骨神経部(L5-S2)、短頭：坐骨神経の総腓骨神経部(L5-S2)
- 半膜様筋と半腱様筋：坐骨神経の脛骨神経部(L5-S2)

作用： 支持脚側の股関節の強力な伸展筋。間接的に腰椎前彎を平坦にする作用をもつ。腰筋の拮抗筋として、非支持脚の外旋筋として作用する。半膜様筋と半腱様筋は内旋筋として作用する。

ハムストリングのトリガーポイント

概要：トリガーポイントは慢性的な損傷の結果としてアスリートに見られる頻度が高いが、100m走など、急性の損傷が原因となることもある。

トリガーポイントの診察： 筋肉の個々の部分をねらって触診するには、背臥位で股関節を屈曲して行うのが望ましい。一方、治療のときは腹臥位が最適である。

69　ハムストリング

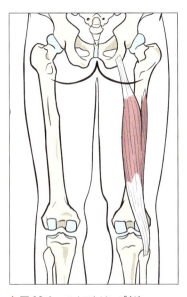

▶図69.1　ハムストリング（1）

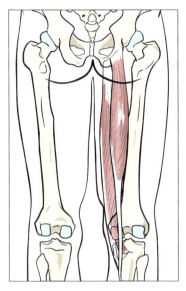

▶図69.2　ハムストリング（2）

トリガーポイントの治療： 何の問題もなくドライニードリングによってトリガーポイントを不活性化できる。あるいは、従来の注射針による針刺激または治療的局所麻酔も選択肢に入れる。専門家による継続治療では、患者を背臥位にし、脚を伸ばした状態で股関節を屈曲して筋肉をストレッチする。同じストレッチを患者が自分で行うときは、背臥位になり股関節を屈曲しながら膝をできるだけ伸展する。

トリガーポイントと
痛みの投射領域

大腿二頭筋

トリガーポイントは筋肉の中央から下方部1/3に移行する部位に見られる（▶**図69.3**）。痛みは膝窩に、また大腿後部に沿って広がる領域に投射され、ふくらはぎ上方部にも達する。

半腱様筋と半膜様筋

トリガーポイントは筋腹中央、大腿二頭筋のトリガーポイントと同じ高さに見られる（▶**図69.4**）。痛みは起始部（坐骨結節）に、また大腿の後内側全体に沿って投射され、下腿上方部にも達する。

重要な経穴

▶**図69.5**

BL 36　承扶　しょうふ

取穴部位：殿溝の中央。

BL 37　殷門　いんもん

取穴部位：大腿後部、BL 36（承扶）とBL 40（委中）を結ぶ線上、BL 36（承扶）より6寸（手幅［示指から小指まで］の2倍）下方またはBL 36（承扶）とBL 40（委中）の中間点より1.5寸上方。

BL 38　浮郄　ふげき

取穴部位：BL 39（委陽）（膝窩中央の1寸外側、大腿二頭筋腱の内側）の1寸上方。

BL 39　委陽　いよう

取穴部位：膝窩中央の1寸外側、大腿二頭筋腱の内側。

BL 40　委中　いちゅう

取穴部位：膝窩横紋の中央。

69 ハムストリング

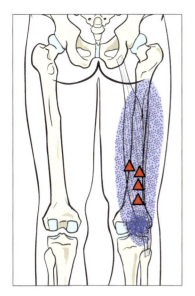

▶図69.3 大腿二頭筋のトリガーポイント

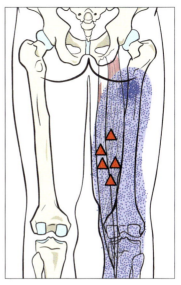

▶図69.4 半腱様筋と半膜様筋のトリガーポイント

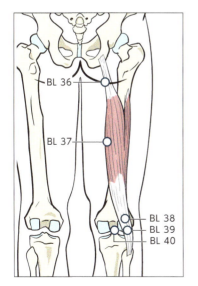

▶図69.5 BL 36, 37, 38, 39, 40

70 薄筋

筋肉の説明

▶図70.1

起始：恥骨結合の外側面。

停止：脛骨上方端、内側上顆のすぐ下（縫工筋腱と半腱様筋腱がそれぞれ前と後ろに停止し、薄筋腱と合体して鵞足(がそく)を構成する）。

神経支配：閉鎖神経前枝（神経根 L2-L4）。

作用：股関節と膝関節を屈曲し、大腿をやや内転する。膝関節の屈曲時に大腿を内旋する。

薄筋のトリガーポイント

概要：ここにはトリガーポイントが好発する。周辺組織から薄筋を区別するのはやや難しい。ただし、トリガーポイントの位置は特定しやすい。

トリガーポイントの診察：伸展した脚を外転すると、薄筋の筋腹中央を直接触診できる。

トリガーポイントの治療：トリガーポイントは直接的なドライニードリングで容易に不活性化される。継続治療では、脚を伸展したまま外転して薄筋をストレッチする。このストレッチ法は簡単に覚えられるので、患者に自分でも行うようアドバイスする。

あるいは、従来の注射針による針刺激または治療的局所麻酔を用いてもよい。

さらに継続治療にアキュテーピング（経穴テーピング）を加えると、再発防止に効果がある。

トリガーポイントと痛みの投射領域

主要なトリガーポイントは筋腹中央にある（▶図70.2）。痛みは恥骨結合に、また鵞足に投射される。

70 薄筋

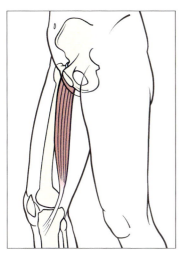

▶図70.1　薄筋

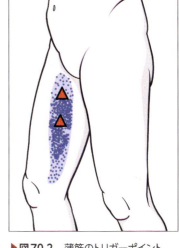

▶図70.2　薄筋のトリガーポイント

重要な経穴

▶図70.3

LR 8 曲泉

取穴部位：LR 8（曲泉）はKI 10（陰谷）の約1寸上かつ前、半腱様筋腱と半膜様筋腱の間、脛骨内側上顆の後ろ。この経穴は膝をやや屈曲して取穴する（膝をクッションで支えて）。そうすると膝窩横紋の端から約1寸上方に当たる。

LR 10 足五里

取穴部位：ST 30（気衝）の約3寸下、動脈拍動部（ST 30：恥骨結合上縁、前正中線の2寸外側）。

SP 11 箕門

取穴部位：SP 10（血海）の6寸上、縫工筋の外側、縫工筋と内側広筋の間の陥凹部、SP 10（血海）とSP 12（衝門）を結ぶ線上。

70 薄筋　361

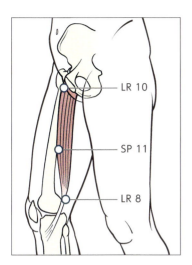

▶図70.3　LR 8, 10, SP 11

71 大腿筋膜張筋

筋肉の説明

▶図71.1

　起始：腸骨稜、上前腸骨棘付近。

　停止：大腿骨の2/3で腸脛靭帯、同靭帯は脛骨外側顆まで下方に伸びる。

　神経支配：上殿神経（神経根L4-L5）。

　作用：大腿を股関節で屈曲および外転する。股関節の強力な内旋筋でもある。

大腿筋膜張筋の トリガーポイント

概要：トリガーポイントはここでは骨盤と転子に連結している筋肉の機能不全に反応して発生する。また、腰椎・仙椎部の慢性症状に伴って、あるいは変形性股関節症の発症時にも観察される。これらのトリガーポイントは、投射される痛みが似ているため、大転子滑液包炎とまぎらわしいことがよくある。

トリガーポイントの診察：患者を側臥位にして、伸展・内転・外旋しながら筋肉を触診するとトリガーポイントを刺激できる。

トリガーポイントの治療：重要な血管や神経を傷つける危険がないため、何の問題もなくドライニードリングまたは治療的局所麻酔によってトリガーポイントを不活性化できる。継続治療のストレッチは筋肉を刺激しやすい姿勢で行う。腰方形筋や股関節内転筋にもトリガーポイントが存在する可能性があり、その治療も考慮すべきである。

71 大腿筋膜張筋

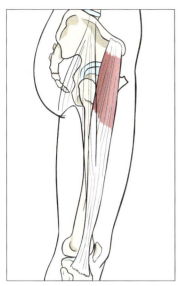

▶図71.1　大腿筋膜張筋

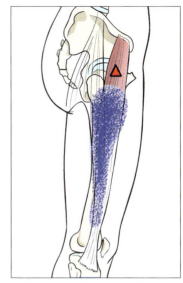

▶図71.2　大腿筋膜張筋のトリガーポイント

トリガーポイントと痛みの投射領域

　主要なトリガーポイントは、起始部付近、筋腹の上方1/3にある（▶図71.2）。痛みは大転子を通って下がり、大腿骨の2/3まで投射される。時々、外果までの腓骨沿いの領域にトリガーポイントが見られる。その場合、痛みの投射をL5の症状と混同するかもしれない。

重要な経穴

▶図71.3

GB 29　居髎^{きょりょう}

取穴部位：上前腸骨棘と大転子頂点の中間。この経穴は股関節を屈曲すると見つかる。

GB 31　風市^{ふうし}

取穴部位：直立し、腕を体側にまっすぐ下げたとき、大腿上で中指の先が示す位置にある。ズボンの縫い目に当たる線上。膝窩横紋の7寸上。

71 大腿筋膜張筋

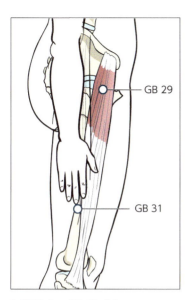

▶図 71.3　GB 29, 31

72　腓腹筋

筋肉の説明

▶図72.1

　起始：大腿骨内側顆および外側顆。

　停止：踵骨隆起の上内側部。

　神経支配：脛骨神経(神経根S1-S2)。

　作用：膝関節と足関節を強力に屈曲する。距骨下関節を回外する。

腓腹筋の
トリガーポイント

概要：この筋肉のトリガーポイントはアスリートに見られることが多く、また足前部をペダルに固定するためサイクリストにも頻繁に見られる。患者はふくらはぎの筋肉を痛めたという慢性症状を訴える。潜在性トリガーポイントが夜間にふくらはぎの筋肉の痙攣を引き起こす場合もある。

トリガーポイントの診察：筋腹上方部のトリガーポイント部位で局所単収縮反応が誘発される可能性がある。

トリガーポイントの治療：ドライニードリングまたは従来の鍼療法で、また治療的局所麻酔でもトリガーポイントは容易に不活性化される。腹臥位で治療する。

　アキュテーピング（経穴テーピング）による継続治療を勧める。

　ストレッチは患者自身でも簡単に実行できる。腓腹筋の両頭へのストレッチ効果を最大にするには、足を必ず矢状方向に置くことが重要である。

トリガーポイントと
痛みの投射領域

▶図72.2

トリガーポイント1：腓腹筋内側頭、筋腹の上方1/3にあり、痛みが内側頭に沿って下り足底まで投射されるのが特徴的である。このため踵骨棘の痛みとまぎらわしいことがある。

72 腓腹筋

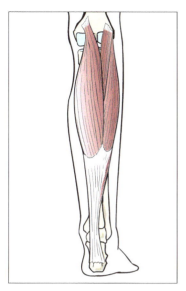

▶図72.1 腓腹筋

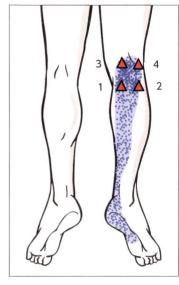

▶図72.2 腓腹筋のトリガーポイントと痛みの投射領域

トリガーポイント2：腓腹筋外側頭、膝窩にあり、痛みも局所的に投射される。

トリガーポイント3：腓腹筋内側頭、筋腹の付着部にあり、痛みも局所的に投射される。

トリガーポイント4：腓腹筋外側頭、トリガーポイント3と同じ高さにあり、痛みは膝窩の外側部に限局して投射される。

重要な経穴

▶図72.3

BL 39 委陽

取穴部位：膝窩中央の1寸外側、大腿二頭筋腱の内側。

BL 40 委中

取穴部位：膝窩横紋の中央。

BL 57 承山

取穴部位：BL 40（委中）とBL 60（崑崙）の中間。BL 40（委中）の8寸下、腓腹筋の筋腹間の陥凹部に取る。

BL 58 飛揚

取穴部位：BL 57（承山）の1寸下方かつ外側、BL 60（崑崙）の7寸上。

BL 60 崑崙

取穴部位：外果尖とアキレス腱の間の陥凹部。

72 腓腹筋

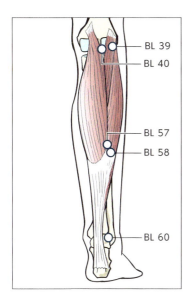

▶図72.3　BL 39, 40, 57, 58, 60

73　前脛骨筋

筋肉の説明

▶図73.1

　起始：脛骨外側顆、下腿骨間膜の上方外側1/2、深下腿筋膜、外側下腿筋間中隔。

　停止：第1（内側）楔状骨内側面および足底面、第1中足骨底。

　神経支配：深腓骨神経（神経根L4-L5）（これは脊髄分節L4の分節インジケータ筋である）。

　作用：足関節を背屈し、足の内側縁を引き上げる(回外)。

前脛骨筋の トリガーポイント

概要：この筋肉のトリガーポイントは筋肉のゆがみによって活性化されることが多いが、ランニング時の損傷によっても活性化される。その場合は、鑑別診断で腓骨骨折やコンパートメント（筋区画）症候群も考慮すべきである。

トリガーポイントの診察：前脛骨筋は容易に触診できる。トリガーポイントはたいてい足関節を背屈しながら回内するとすぐに刺激される。

トリガーポイントの治療：トリガーポイントを鍼で治療する場合は、前脛骨動脈および静脈と深腓骨神経を傷つけないよう常に針を45度の角度で脛骨外側縁に向けて刺す。

継続治療では痛みの誘発される方向に筋肉をストレッチする。

トリガーポイントと 痛みの投射領域

　主要なトリガーポイント（▶図73.2）は筋肉の上方1/3にある。筋肉に沿って痛みが投射されるのが特徴的であり、特に足関節と母指背側部が最も激しく痛む。ここでも、腓骨神経や脊髄神経根L5の炎症との混同が鑑別診断の問題になる場合がある。

73 前脛骨筋

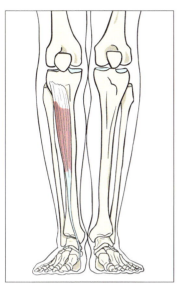

▶図73.1　前脛骨筋

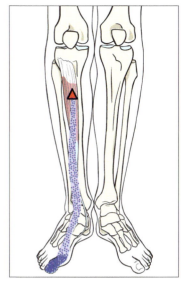

▶図73.2　前脛骨筋のトリガーポイント

要な経穴と
その取穴部位

▶図73.3

ST 35 犢鼻 （とくび）

取穴部位：膝を軽く曲げ、膝蓋骨下縁、膝蓋靭帯外側の陥凹部に取る（すなわち外膝眼）。膝眼についてのは詳細は、p.28のST 35を参照。

ST 36 足三里 （あしさんり）

取穴部位：膝を軽く曲げ、ST 35（犢鼻）の3寸下、ほぼ脛骨粗面下縁の高さで、脛骨前縁より中指幅1本分外側、前脛骨筋に取る。

ST 37 上巨虚 （じょうこきょ）

取穴部位：ST 36（足三里）の3寸下方、脛骨前縁より中指幅1本分外側、前脛骨筋に取る。

ST 38 条口 （じょうこう）

取穴部位：ST 35（犢鼻）とST 41（解渓）を結ぶ線の中心、脛骨前縁より中指幅1本分外側。すなわちST 37（上巨虚）の2寸下。

ST 39 下巨虚 （げこきょ）

取穴部位：ST 38（条口）の1寸下。脛骨前縁より中指幅1本分外側。

ST 40 豊隆 （ほうりゅう）

取穴部位：ST 38（条口）の中指幅1本分外側。

ST 41 解渓 （かいけい）

取穴部位：：外果と内果を結ぶ線の前中心。足関節前面の陥凹部、長母指伸筋腱と長指伸筋腱の間。

Ex-LE 7 蘭尾 （らんび）

取穴部位：胃経上、ST 36（足三里）の2寸下方。

73 前脛骨筋

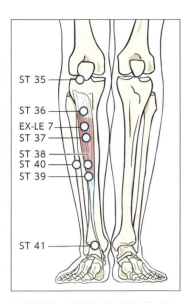

▶図73.3　ST 35, 36, 37, 38, 39, 40, 41, EX-LE 7

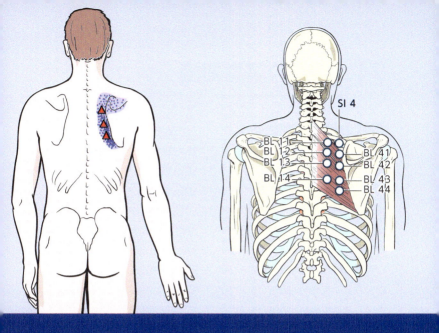

パート4
付録
Appendix

74 採寸の基礎知識

経穴の位置を定める（取穴）

　中国では、経穴は主に骨度法で表す比例寸法を用いて位置を定める。測定単位の寸はさらに分に分割され、1寸は10分に等しい。

　骨度法では、身体の部位ごとに比例寸法が寸で決められている。たとえば、肘窩横紋から手関節までの距離は12寸である。前腕の場合、取穴部位は、常にこの比例寸法に応じた寸の合計数で指定される。たとえば、手関節背側横紋から4寸とは、その経穴が手関節横紋から測って肘窩横紋─手関節の総距離の1/3の位置にあるという意味になる。

　比例配分による取穴には体格の個人差を考慮する。これは特に腹部では重要である。たとえば、恥骨結合の上方1寸とは、その経穴（CV3［中極］）が恥骨結合から患者の母指幅1本分上にあるという意味ではない。臍─恥骨結合上縁の総距離を5等分し（たとえば、巻尺として目盛りつきのゴムバンドを利用して）、恥骨側から1/5の位置という意味である。骨度法の比例寸法に基づく取穴が不可能な場合のみ、患者の母指同身寸を測定単位として用いる。

74 採寸の基礎知識

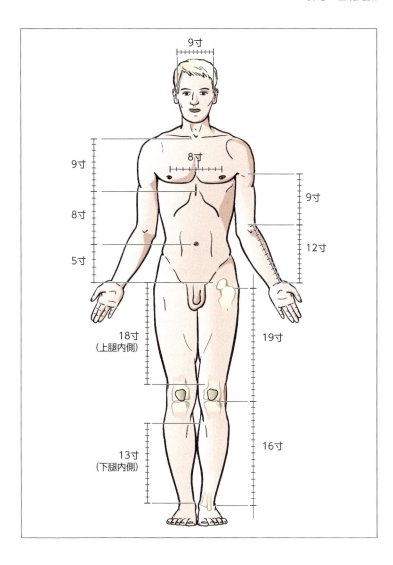

骨度法による比例寸法

頭部

左右の経穴 ST 8（頭維）間の距離は9寸である。

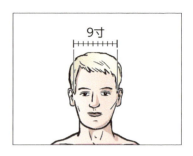

胸部

頸切痕胸から胸骨体下端までの距離は9寸である。ただし、胸部では肋間腔（ICS）に基づいて取穴する。胸骨柄と胸骨体の境目は、胸骨軟骨結合の部分ではっきり触診できる。第2肋骨はこの境目から横に付着しており、第2肋間腔は第2肋骨の尾側にある。

両乳頭間の距離は8寸である。

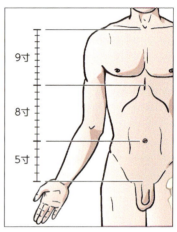

腹部

胸骨体下端から臍までの距離は8寸である。

臍から恥骨結合上縁までの距離は5寸である。

上肢

腋窩横紋前端から肘窩横紋までの距離は9寸である。

肘窩横紋から手関節横紋までの距離は12寸である。

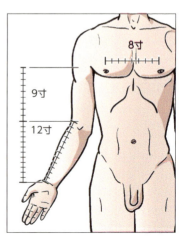

74 採寸の基礎知識

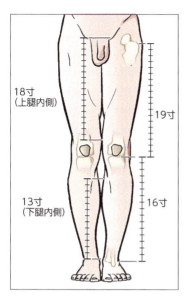

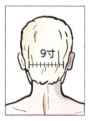

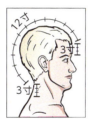

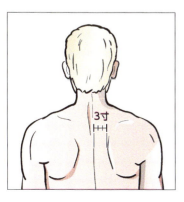

下肢

外側：大転子頂点から膝関節横紋（膝蓋骨下縁）までの距離は19寸である。

膝関節横紋から外果尖までの距離は16寸である。

内側：恥骨結合上縁から膝蓋骨上縁までの距離は18寸である。

脛骨内側顆下縁から内果尖までの距離は13寸である。

体躯後背部

両乳様突起間の距離は9寸である。

棘突起を通る背側正中線から肩甲骨の肩甲棘内側縁までの距離は3寸である（患者の腕を下ろした状態で）。

側頭部

前髪際の中央から後髪際の中央までの距離は12寸である。

眉間から前髪際までの距離は3寸である。

第7頸椎棘突起から後髪際までの距離は3寸である。

手指同身寸に基づく比例寸法

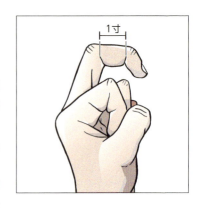

　中指の近位指節間関節と遠位指節間関節の掌側横紋どうしの距離は1寸である。

　母指の幅の最大部分は1寸である。

　中指と示指をそろえたときの末節の幅は1.5寸、示指から環指までをそろえたときの末節の幅は2寸である。示指から小指までをそろえたとき、4指の中節の幅は3寸である。

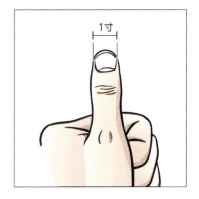

74 採寸の基礎知識

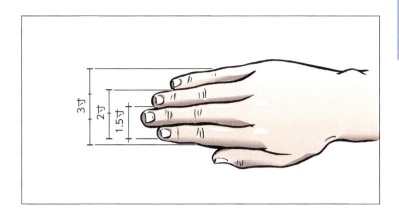

75　参考文献

[1] Academy of Traditional Chinese Medicine. Essentials of Chinese Acupuncture. Beijing: Foreign Languages; 1980

[2] Academy of Traditional Chinese Medicine. An Outline of Chinese Acupuncture. Beijing: Foreign Languages; 1975

[3] Amano M, Umeda G, Nakajima H, Yatsuki K. Characteristics of work actions of shoe manufacturing assembly line workers and a cross-sectional factor-control study on occupational cervicobrachial disorders. Sangyo Igaku. 1988; 30 (1):3–12

[4] Andersen JH, Kaergaard A, Rasmussen K. Myofascial pain in different occupational groups with monotonous repetitive work (abstract). J Musculoskeletal Pain. 1995; 3(suppl 1):57

[5] Bachmann G. Die Akupunktur—eine Ordnungstherapie. Vol 1. 3rd ed. Heidelberg: Haug; 1980

[6] Bahr FR. Einführung in die wissenschaftliche Akupunktur. 6th ed. Braunschweig: Vieweg; 1995

[7] Bahr RR, Reis A, Straube EM, et al. Skriptum für die Aufbaustufe aller Akupunkturverfahren. 4th ed. Deutsche Akademie für Akupunktur + Auriculomedizin e.V. München: Eigenverlag; 1993

[8] Baker BA. The muscle trigger: evidence of overload injury. J Neurol Orthop Med Surg. 1986; 7(1):35–44

[9] Basmajian JV. New views on muscular tone and relaxation. Can Med Assoc J. 1957; 77(3):203–205

[10] Bergsmann O, Bergsmann R. Projektionssyndrome. Vienna: Facultas; 1988

[11] Bergsmann O, Bergsmann R. Projektionssymptome. 4th ed. Vienna: Facultas; 1997

[12] Bischko J. Einführung in die Akupunktur. Vol. 1. 3rd ed. Heidelberg: Haug; 1989

[13] Bischko J. Akupunktur für mäßig Fortgeschrittene. Vol. 2. Heidelberg: Haug; 1985

[14] Bischko J, ed. Weltkongress für wissenschaftliche Akupunktur. Kongreßband. Part 1. Vienna: 1983

[15] Bischko J. Sonderformen der Akupunktur. Broschüre 21.4.0. aus dem Handbuch der Akupunktur und Aurikulotherapie. Heidelberg: Haug; 1981

[16] Bogduk N, Jull G. Die Pathophysiolgie der akuten LWS-Blockierung. Manuelle Medizin. 1985; 23:77–81

[17] Bolten W, Kempel-Waibel A, Pför-
ringer W. Analyse der Krankheit-
skosten bei Rückenschmerzen.
Medizinische Klinik. 1998; 93
(6):388–393

[18] Bossy J, Maurel JC, Godlewski G.
[Macroscopic substratum of acu-
puncture points]. Bull Assoc Anat
(Nancy). 1975; 59(165):357–362

[19] Bucek R. Lehrbuch der Ohraku-
punktur. Eine Synopsis der franzö-
sischen, chinesischen und
russischen Schulen. Heidelberg:
Haug; 1994

[20] Chen J, ed. Anatomical Atlas of
Chinese Acupuncture Points.
Jinan: Shandong Science and
Technology; 1982

[21] Chen Q, Bensamoun S, Basford JR,
Thompson JM, An KN. Identifica-
tion and quantification of myofas-
cial taut bands with magnetic
resonance elastography. Arch Phys
Med Rehabil. 2007; 88(12):1658–
1661

[22] Chinese Traditional Medical Col-
lege and Chinese Traditional Medi-
cal Research Institute of Shanghai.
Anatomical Charts of the Acu-
puncture Points and 14 Meridians.
Shanghai: People's Publishing
House; 1976

[23] Cho ZH, Hwang SC, Wong EK,
et al. Neural substrates, experi-
mental evidences and functional
hypothesis of acupuncture mech-
anisms. Acta Neurol Scand. 2006;
113(6):370–377

[24] DÄGfA. Akupunktur. Skripten
Grundkurs I–III. 1995

[25] Dejung B. [The treatment of
"chronic strains."]. Schweiz Z
Sportmed. 1988; 36(4):161–168

[26] Dejung B, Gröbli C, Colla F, et al.
Triggerpunkt-Therapie. 2nd ed.
Bern: Hans Huber; 2006

[27] Dommerholt J, Norris RN. Physical
Therapy Management of the
Instrumental Musician. In: Gal-
lagher SP, ed. Physical Therapy for
Performing Artists. Part II: Music
and Dance. Philadelphia: Saun-
ders; 1997

[28] Dung HC. Anatomical features
contributing to the formation of
acupuncture points. Am J Acu-
punct. 1984; 12(2):139–143

[29] Egle ET, Hoffmann SO, Nickel R.
Psychoanalytisch orientierte Ther-
apieverfahren bei Schmerz. In:
Basler HD, et al, eds. Psychologi-
sche Schmerztherapie. 5th ed.
Heidelberg: Springer; 2003

[30] Elias J. Lehr- und Praxisbuch der
Ohrakupunktur. Tenningen:
Sommer; 1990

[31] Ettlin TM, Kaeser HM. Muskelver-
spannungen: Ätiologie, Diagnostik
und Therapie. Stuttgart: Thieme;
1998

[32] Flows B. Der wirkungsvolle Aku-
punkturpunkt. Kötzting: VGM;
1993

[33] Frick H, Leonhardt H, Starck D. All-
gemeine Anatomie. Spezielle
Anatomie I, II. Taschenbuch der
gesamten Anatomie. Vols. 1, 2.
3rd ed. Stuttgart: Thieme; 1987

[34] Gerhard I. Die Ohrakupunktur. Technik und Einsatz in der Gynäkologie sowie Ergebnis bei Sterilitätsbehandlung. Erfahrungsheilkunde. 1990; 39:503–511

[35] Gerhard I, Müller C. Akupunktur in der Gynäkologie und Geburtshilfe. In: Dittmer FW, Loch EG, Wiesenauer M, eds. Naturheilverfahren in der Frauenheilkunde und Geburtshilfe. 3rd ed. Stuttgart: Hippokrates; 2003

[36] Gerhard I, Poostnek F. Möglichkeiten der Therapie durch Ohrakupunktur bei weiblicher Sterilität. Geburtshilfe Frauenheilkd. 1988; 48:154–171

[37] Gleditsch JM. Reflexzonen und Somatotopien als Schlüssel zu einer Gesamtschau des Menschen. 3rd ed. Schorndorf: WBV Biologisch-Medizinische Verlagsgesellschaft; 1988

[38] Gongwang L, ed. Acupoints and Meridians. Beijing: Huaxia Publishing House; 1996

[39] Gray H, et al. Gray's Anatomy. 41st ed. Amsterdam: Elsevier; 2015

[40] Grosjean B, Dejung B. [Achillodynia—an unsolvable problem?]. Schweiz Z Sportmed. 1990; 38 (1):17–24

[41] Gunn CC. The Gunn Approach to the Treatment of Chronic Pain. New York: Churchill Livingstone; 1996

[42] Hasenbring M. Biopsychosoziale Grundlagen der Chronifizierung. In: Zenz M, Jurna I, eds. Lehrbuch der Schmerztherapie. 2nd ed. Stuttgart: Wissenschaftliche Verlagsgesellschaft; 2001

[43] Hecker HU. VISDAK, Visuell-didaktisches System – eine kombinierte Darstellung von Bild und Text auf dem Gebiet der Akupunktur und Naturheilkunde. Anmeldung Deutsches Patentamt München; 1997

[44] Hecker HU, Liebchen K, eds. Aku-Taping. Akupunkturpunkte, viszerale und myofasziale Triggerpunkte. Stuttgart: Haug; 2012

[45] Hecker HU, Steveling A, Peuker ET. Microsystems Acupuncture. The Complete Guide: Ear–Scalp–Mouth–Hand. Stuttgart: Thieme; 2005

[46] Hecker HU, Steveling A, Peuker ET, Kaster J. Practice of Acupuncture. Point Location–Treatment Options–TCM Basics. Stuttgart: Thieme; 2004

[47] Heine H. Anatomische Struktur der Akupunkturpunkte. Dtsch Z Akup. 1988; 31:26–30

[48] Helms JM. Acupuncture for the management of primary dysmenorrhea. Obstet Gynecol. 1987; 69 (1):51–56

[49] Hides JA, Jull GA, Richardson CA. Long-term effects of specific stabilizing exercises for first-episode low back pain. Spine. 2001; 26 (11):E243–E248

[50] Hinkelthein E, Zalpour C. Diagnose- und Therapiekonzepte in

der Osteopathie. Heidelberg: Springer; 2005

[51] Hirayama J, Takahashi Y, Nakajima Y, Takahashi K, Yamagata M, Moriya H. Effects of electrical stimulation of the sciatic nerve on background electromyography and static stretch reflex activity of the trunk muscles in rats: possible implications of neuronal mechanisms in the development of sciatic scoliosis. Spine. 2001; 26 (6):602–609

[52] Hubbard DR, Berkoff GM. Myofascial trigger points show spontaneous needle EMG activity. Spine. 1993; 18(13):1803–1807

[53] Hünting W, Läubli T, Grandjean E. Postural and visual loads at VDT workplaces. I. Constrained postures. Ergonomics. 1981; 24 (12):917–931

[54] International Anatomical Nomenclature Committee. Nomina anatomica. 6th ed. Edinburgh: Churchill Livingstone; 1989

[55] Janda V. Manuelle Muskelfunktionsdiagnostik. 3rd ed. Munich: Elsevier; 2000

[56] Jull G, Barrett C, Magee R, Ho P. Further clinical clarification of the muscle dysfunction in cervical headache. Cephalalgia. 1999; 19 (3):179–185

[57] Junghanns KH. Akupunktur in der Geburtshilfe und Frauenheilkunde —ein Naturheilverfahren als "sanfte Alternative." Erfahrungsheilkunde. 1993; 3:114–123

[58] Junghanns KH. Akupunktur in der Geburtshilfe und Gynäkologie Bereicherung der Therapiemöglichkeiten. Therapiewoche. 1992; 43(50):2715–2720

[59] Junghanns KH. Akupunktur in der Geburtshilfe—Behandlungsmöglichkeiten am Beispiel der Ohrakupunktur. Gyn.-Praktische Gynäkologie 1997;434–450

[60] Kampik G. Propädeutik der Akupunktur. 4th ed. Stuttgart: Hippokrates; 2000

[61] Kantoner militärsan. Einheit. Zhen Jiu Xue Wei Gua Tu Shuo Mind. Volksgesundheitsverlag der VR China

[62] Kapandji IA. Funktionelle Anatomie der Gelenke. 4th ed. Stuttgart: Thieme; 2006

[63] Kawakita K, Shinbara H, Imai K, Fukuda F, Yano T, Kuriyama K. How do acupuncture and moxibustion act? Focusing on the progress in Japanese acupuncture research. J Pharmacol Sci. 2006; 100(5):443–459

[64] Kendall F, Kendall E. Muskeln, Funktion und Test. 2nd ed. Stuttgart: G. Fischer; 1988

[65] Kendall F, Kendall E. Muscles, Testing and Function. 3rd ed. Baltimore: Williams & Wilkins; 1983

[66] Kikaldy-Willis WH. Managing Low Back Pain. New York: Churchill Livingstone; 1988

[67] Kitzinger E. Der Akupunktur-Punkt. 2nd ed. Vienna: Maudrich; 1995

75 参考文献

[68] König G, Wancura L. Neue chinesische Akupunktur. 6th ed. Vienna: Maudrich; 1996

[69] König G, Wancura L. Einführung in die chinesische Ohrakupunktur. 9th ed. Heidelberg: Haug; 1989

[70] König G, Wancura L. Praxis und Theorie der Neuen chinesischen Akupunktur. Vol. 1, 2. Vienna: Maudrich; 1979/1983

[71] Kropej H. Systematik der Ohrakupunktur. 7th ed. Heidelberg: Haug; 1997

[72] Kuan TS, Hong CZ, Chen JT, Chen SM, Chien CH. The spinal cord connections of the myofascial trigger spots. Eur J Pain. 2007; 11 (6):624–634

[73] Kubiena G, Meng A. Die neuen Extrapunkte in der chinesischen Akupunktur. Vienna: Maudrich; 1994

[74] Kubiena G, Meng A, Petricek E, et al. Handbuch der Akupunktur—der traditionell chinesische und der moderne Weg. Vienna: Orac; 1991

[75] Lang J. Klinische Anatomie des Kopfes. Berlin: Springer; 1981

[76] Lange G. Akupunktur in der Ohrmuschel. Diagnostik und Therapie. Schorndorf: WBV Biologisch-Medizinische Verlagsgesellschaft; 1985

[77] Langevin HM, Churchill DL, Wu J, et al. Evidence of connective tissue involvement in acupuncture. FASEB J. 2002; 16(8):872–874

[78] Lanz TV, Wachsmuth W. Praktische Anatomie. Ein Lehr- und Hilfsbuch der anatomischen Grundlagen ärztlichen Handelns. Berlin: Springer; 1993–1996

[79] Lin TY, Teixeira MJ, et al. Work-related Musculo-skeletal Disorders. In: Fischer AA, ed. Myo-fascial Pain, Update in Diagnosis and Treatment. Philadelphia: Saunders; 1997

[80] Maciocia G. The Foundations of Chinese Medicine. New York: Churchill Livingstone; 1989

[81] Marx HG. Medikamentfreie Entgiftung von Suchtkranken—Bericht über den Einsatz der Akupunktur. Suchtgefahren. 1984; 30

[82] Maurer-Groeli YA. Weichteilrheumatismus bei Depression. Akt Rheumatol. 1978; 3:123–128

[83] McNulty WH, Gevirtz RN, Hubbard DR, Berkoff GM. Needle electromyographic evaluation of trigger point response to a psychological stressor. Psychophysiology. 1994; 31(3):313–316

[84] Mense S. Pathophysiologie der Muskelverspannungen. In: Ettlin TM, Kaeser HE, eds. Muskelverspannungen. Stuttgart: Thieme; 1998

[85] Mense S, Simons DG, Russell IJ. Muscle Pain. Understanding its Nature, Diagnosis and Treatment. Philadelphia: Lippincott Williams & Wilkins; 2001

75 参考文献

[86] Middlekauff HR. Acupuncture in the treatment of heart failure. Cardiol Rev. 2004; 12(3):171–173

[87] Müller-Ehrenberg H, Licht G. Diagnostik und Therapie von myofaszialen Schmerzsyndromen mittels der fokussierten stosswelle ESWT. MOT. 2005; 5:75–78

[88] Nogier PM. Lehrbuch der Aurikulotherapie. Saint-Ruffine: Maisonneuve; 1969

[89] Nogier R. Auriculotherapy. Stuttgart: Thieme: 2008

[90] Ogata A, Sugenoya J, Nishimura N, Matsumoto T. Low and high frequency acupuncture stimulation inhibits mental stress-induced sweating in humans via different mechanisms. Auton Neurosci. 2005; 118(1–2):93–101

[91] O'Sullivan PB, Phyty GD, Twomey LT, Allison GT. Evaluation of specific stabilizing exercise in the treatment of chronic low back pain with radiologic diagnosis of spondylolysis or spondylolisthesis. Spine. 1997; 22(24):2959–2967

[92] Paoletti S. Faszien. Munich: Urban & Fischer; 2001

[93] Petricek E, Zeitler H. Neue systematische Ordnung der NeuPunkte. Heidelberg: Haug; 1976

[94] Peuker E, Cummings M. Anatomy for the acupuncturist—facts and fiction; 1: The head and neck region. Acupunct Med 2003; 21: 2–8; 2: The chest, abdomen, and back. Acupunct Med 2003; 21: 72–9; 3: Upper and lower

extremity. Acupunct Med. 2003; 21:122–132

[95] Peuker ET, Filler TJ. The innervation of the external ear. Clin Anat. 2001:14

[96] Peuker ET, Filler TJ. Forensische Aspekte der Akupunktur – Eine Übersicht vor dem Hintergrund anatomischer Grundlagen. Ärztezeitschrift für Naturheilverfahren. 1997; 38:833–842

[97] Peuker ET, Filler TJ. The need for practical courses in anatomy for acupuncturists. FACT. 1997; 2(4):194

[98] Plummer JP. Anatomical findings at acupuncture loci. Am J Chin Med. 1980; 8(1–2):170–180

[99] Pongratz DE, Späth M. Morphologic aspects of muscle pain syndromes—a critical review. Phys Med Rehabil Clin N Am. 1997; 8 (1):55–68

[100] Pöntinen PJ, Gleditsch J, Pothmann R. Triggerpunkte und Triggermechanismen. 3rd ed. Stuttgart: Hippokrates; 2005

[101] Pothmann R, ed. Akupunktur-Repetitorium. 3rd ed. Stuttgart: Hippokrates; 1997

[102] Rampes H, Peuker ET. Adverse effects of acupuncture. In: Ernst E, White A, eds. Acupuncture: a Scientific Appraisal. Woburn, MA: Butterworth-Heinemann; 1999

[103] Raspe H, Kohlmann T. Die aktuelle Rückenschmerzentherapie. In: Pfingsten M, Hildebrandt J, eds. Chronischer Rückenschmerz. Bern: Huber; 1998

[104] Raspe H, Kohlmann T. Kreuzsch-merzen (3): Rückenschmerzen— eine Epidemie unserer Tage? Dtsch Arztebl. 1993; 90 (44):2165–2172

[105] Rauber A, Kopsch F. In: von H. Leonhardt, B. Tillmann, G. Tön-dury, et al, eds. Anatomie des Menschen. Lehrbuch und Atlas. 20th ed. Stuttgart: Thieme; 1987

[106] Richardson C, Jull G, et al. Thera-peutic Exercise for Spinal Segmen-tal Stabilization in Low Back Pain: Scientific Basis and Clinical Approach. London: Churchill Liv-ingstone; 1999

[107] Richter K, Becke H. Akupunktur. Tradition, Theorie, Praxis. 2nd ed. Berlin: Ullstein-Mosby; 1995

[108] Richter P, Hebgen E. Trigger Points and Muscle Chains in Osteopathy. Stuttgart: Thieme; 2008

[109] Rohen J. Topographische Anato-mie. 10th ed. Stuttgart: Schatta-uer; 2000

[110] Rohen J. Funktionelle Anatomie des Menschen. 5th ed. Stuttgart: Schattauer; 1987

[111] Rohen J. Funktionelle Anatomie des Nervensystems. 4th ed. Stutt-gart: Schattauer; 1985

[112] Rosen NB. Myofascial pain: the great mimicker and potentiator of other diseases in the performing artist. Md Med J. 1993; 42 (3):261–266

[113] Rubach A. Principles of Ear Acu-puncture. Stuttgart: Thieme; 2016

[114] Schmidt H. Konstitutionelle Aku-punkturpunkte. Stuttgart: Hippok-rates; 1988

[115] Schnorrenberger CC. Die topogra-phisch-anatomischen Grundlagen der chinesischen Akupunktur und Ohrakupunktur. 6th ed. Stuttgart: Hippokrates; 1994

[116] Schnorrenberger CC. Lehrbuch der chinesischen Medizin für west-liche Ärzte. Die theoretischen Grundlagen der chinesischen Aku-punktur und Arzneiverordnung. 3rd ed. Stuttgart: Hippokrates; 1985

[117] Schwind P. Faszien- und Membran-technik. Munich: Urban & Fischer; 2003

[118] Shah JP, Danoff JV, Desai MJ, et al. Biochemicals associated with pain and inflammation are elevated in sites near to and remote from active myofascial trigger points. Arch Phys Med Rehabil. 2008; 89 (1):16–23

[119] Shah JP, Phillips TM, Danoff JV, Gerber LH. An in vivo microanalyt-ical technique for measuring the local biochemical milieu of human skeletal muscle. J Appl Physiol (1985). 2005; 99(5):1977–1984

[120] Sikdar S, Shah JP, Gilliams E, Gebreab T, Gerber LH. Assess-ment of myofascial trigger points (MTrPs): a new application of ultrasound imaging and vibration sonoelastography. Conf Proc IEEE Eng Med Biol Soc. 2008; 2008:5585–5588

[121] Silverstein BA. The prevalence of upper extremity cumulative trauma disorders in industry. Ann Arbor: University of Michigan; 1985

[122] Simons DG, Travell JG, Simons LS. Myofascial pain and dysfunction. Baltimore: Williams & Wilkins; 1999

[123] Sobotta J, Becher H. Atlas der Anatomie des Menschen. Vol. 2. In: Ferner von H, Staubesand J, eds. Brust, Bauch, Becken, untere Extremität. 19th ed. Munich: Urban & Schwarzenberg; 1988

[124] State Standard of the People's Republic of China. The Location of Acupoints. Beijing (VR China): Foreign Languages; 1990

[125] Strauß K, ed. Akupunktur in der Suchtmedizin. 2nd ed. Stuttgart: Hippokrates; 1999

[126] Strittmatter B. Ear Acupuncture. A Precise Pocket Atlas Based on the Works of Nogier/Bahr. 2nd ed. Stuttgart: Thieme; 2011

[127] Stux G, Stiller N, Pomeranz B. Akupunktur—Lehrbuch und Atlas. 6th ed. Berlin: Springer; 2003

[128] Taylor LS, Porter BC, Rubens DJ, Parker KJ. Three-dimensional sonoelastography: principles and practices. Phys Med Biol. 2000; 45 (6):1477–1494

[129] Thali A, et al. Die Rolle psychosozialer Faktoren bei protrahierten und invalidisierenden Verläufen nach Traumatisierungen im unteren Wirbelsäulenbereich. Bellikon: Suva-Klinik; 1993

[130] Tillmann B. Farbatlas der Anatomie. Stuttgart: Thieme; 1997

[131] Tittel K. Beschreibende und funktionelle Anatomie des Menschen. 14th ed. Stuttgart: G. Fischer; 2003

[132] Töndury G. Angewandte und topographische Anatomie. 5th ed. Stuttgart: Thieme; 1981

[133] Travell JG, Simons DG. Myofascial Pain and Dysfunction. Vol. 1, 2. Baltimore: Williams & Wilkins; 1992

[134] Turo D, Otto P, Shah JP, et al. Ultrasonic tissue characterization of the upper trapezius muscle in patients with myofascial pain syndrome. Conf Proc IEEE Eng Med Biol Soc. 2012; 2012:4386–4389

[135] Überall MA, et al. DGS-Praxisleitlinie Tumorbedingte Durchbruchschmerzen. www.dgs-praxisleitlinien.de

[136] Umlauf R. Zu den wissenschaftlichen Grundlagen der Aurikulotherapie. Dtsch Z Akup. 1989; 3:59–65

[137] Van Nghi N. Pathogenese und Pathologie der Energetik in der chinesischen Medizin. Vol. 1, 2. Uelzen: Medizinisch-Literarische Verlagsgesellschaft mbH; 1989/90

[138] Walsh EG. Muscles, Masses and Motion—The Physiology of Normality, Hypotonicity, Spasticity and Rigidity. Oxford: McKeith Press, Blackwell; 1992

75 参考文献

[139] Webster BS, Snook SH. The cost of 1989 workers' compensation low back pain claims. Spine. 1994; 19 (10):1111–1115, discussion 1116

[140] Xinnong C. Chinese Acupuncture and Moxibustion. 3rd ed. Foreign Languages Press; 2009

[141] Yelin EH, Felts WR. A summary of the impact of musculoskeletal conditions in the United States. Arthritis Rheum. 1990; 33 (5):750–755

76 図版クレジット

Figs. 2.1, 2.2, 3.1, 3.2, 4.1, 4.2, 5.1, 5.2, 6.1, 6.2, 7.1, 7.2, 7.3, 8.1, 8.2, 8.3, 9.1, 9.2, 9.3, 10.1, 10.2, 11.1, 11.2, 12.1, 12.2, 12,3, 13.1, 13.2, 14.1, 15.1, 15.2 from Steveling A, Hecker HU, Peuker ET. Repetitorium Akupunktur. Stuttgart: Hippokrates; 2010.

Fig. 39.1 from Richter P, Hebgen E. Triggerpunkte und Muskelfunktionsketten. 3rd ed. Stuttgart: Haug; 2011, p. 136.

Fig. 39.2 from Agarwal K, ed. Ganzheitliche Schmerztherapie. Stuttgart: Haug; 2013, p. 104 (© Dr. med. Elmar T. Peuker, Münster, Germany).

Fig. 39.3 from Dejung B. Triggerpunkt-Therapie. 3rd ed. Bern: Huber; 2009.

Figs. 39.4 and 39.5 from Gautschi R. Manuelle Triggerpunkt-Therapie. 2nd ed. Stuttgart: Thieme; 2013.

Fig. 39.6 from Hecker HU, Liebchen K, eds. Aku-Taping. Stuttgart: Haug; 2012, p. 30, Fig. 2.5.

All other illustrations from Hecker HU, Steveling A, Peuker ET, Kastner J, Liebchen K. Taschenlehrbuch der Akupunktur. 3rd ed. Stuttgart: Hippokrates; 2007.

経 穴

B

BL 2 （攅竹）　**52**, 53

BL 10 （天柱）　**54**, 55, **232**, 233, **236**, 237, **250**, 251

BL 11 （大杼）　**56**, 57, 250, 251, **282**, 283

BL 12 （風門）　**250**, 251, **282**, 283

BL 13 （肺兪）　**56**, 57, **250**, 251, **282**, 283

BL 14 （厥陰兪）　57, **57**, **250**, 251, **282**, 283

BL 15 （心兪）　**58**, 59, **250**, 251

BL 16 （督兪）　251, **251**

BL 17 （膈兪）　**58**, 59, 251, **251**

BL 18 （肝兪）　59, **59**, 251, **251**

BL 19 （胆兪）　**60**, 61

BL 20 （脾兪）　**60**, 61

BL 21 （胃兪）　**60**, 61

BL 23 （腎兪）　**60**, 61, **324**, 325

BL 25 （大腸兪）　**62**, 63

BL 27 （小腸兪）　**62**, 63, **328**, 329

BL 28 （膀胱兪）　**62**, 63, **328**, 329

BL 29 （中膂兪）　**328**, 329

BL 30 （白環兪）　**328**, 329

BL 36 （承扶）　63, **63**, **328**, 329, **356**, 357

BL 37 （殷門）　**356**, 357

BL 38 （浮郄）　**356**, 357

BL 39 （委陽）　**356**, 357, **368**, 369

BL 40 （委中）　**64**, 65, **356**, 357, **368**, 369

BL 41 （附分）　**282**, 283

BL 42 （魄戸）　**282**, 283

BL 43 （膏肓）　**64**, 65, 251, **251**, **252**, 253

BL 44 （神堂）　**282**, 283

BL 51 （肓門）　**324**, 325

BL 52 （志室）　**324**, 325

BL 53 （胞肓）　**328**, 329, **332**, 333, **336**, 337

BL 54 （秩辺）　**66**, 67, **328**, 329, **332**, 333, **336**, 337, **340**, 341

BL 57 （承山）　**66**, 67, **368**, 369

BL 58 （飛揚）　**368**, 369

BL 60 （崑崙）　**68**, 69, **368**, 369

BL 62 （申脈）　**68**, 69

BL 67 （至陰）　**68**, 69

経穴 **393**

C

CV 2（曲骨）　**314**, 315

CV 3（中極）　**104**, 105, **314**, 315

CV 4（関元）　**106**, 107, **314**, 315

CV 6（気海）　**106**, 107, **314**, 315

CV 8（神闕）　**106**, 107

CV 12（中脘）　107, **107**, 314, 315

CV 14（巨闕）　**314**, 315

CV 15（鳩尾）　**314**, 315

CV 17（膻中）　**108**, 109

CV 22（天突）　**108**, 109

CV 24（承漿）　109, **109**

E

EX-B 1（定喘）　**120**, 121

EX-B 2（華佗夾脊）　**122**, 123

EX-B 6（腰宜）　**332**, 333

EX-B 7（腰眼）　**332**, 333

EX-B 8（十七椎）　**122**, 123

EX-HN 1（四神聡）　**118**, 119

EX-IIN 3（印堂）　**118**, 119

EX-HN 4（魚腰）　119, **119**

EX-HN 5（太陽）　**120**, 121, **214**, 215

EX-HN 15（頸百労）　**120**, 121

EX-LE 1（髖骨）　**352**, 353

EX-LE 2（鶴頂）　**124**, 125, **352**, 353

EX-LE 3（百虫窩）　**352**, 353

EX-LE 4（内膝眼）　**126**, 127, **352**, 353

EX-LE 5（膝眼）　**126**, 127

EX-LE 7（蘭尾）　**126**, 127, **372**, 373

EX-LE 10（八風）　127, **127**

EX-UE 8（外労宮／落枕）　**124**, 125

EX-UE 9（八邪）　**124**, 125

G

GB 2（聴会）　**88**, 89, 91

GB 8（率谷）　**90**, 91, **214**, 215

GB 14（陽白）　**90**, 91

GB 20（風池）　**92**, 93, **232**, 233, **236**, 237, **250**, 251

GB 21（肩井）　**94**, 95, 251, **252**

GB 25（京門）　315, **315**

GB 29（居髎）　**364**, 365

GB 30（環跳）　**94**, 95, **328**, 329, **332**, 333, **336**, 337, **349**, 341

GB 31 風市）　**364**, 365

GB 34（陽陵泉）　**96**, 97

GB 39（懸鍾）　**96**, 97

GB 41（足臨泣）　**98**, 99

GV 4（命門）　**110**, 111

GV 14（大椎） **112**, 113, **226**

GV 15（瘂門） **112**, 113, **250**,
251

GV 16（風府） 113, **113**, **250**,
251

GV 20（百会） **114**, 115

GV 26（水溝） **114**, 115

H

HT 3（少海） **38**, 39, 307, **307**,
310, 311

HT 4（霊道） **310**, 311

HT 5（通里） **38**, 39, **310**, 311

HT 7（神門） 40, 41, **310**, 311

K

KI 3（太渓） **70**, 71

KI 6（照海） **72**, 73

KI 7（復溜） **72**, 73

KI 22（歩廊） **274**, 275

KI 23（神封） **274**, 275

KI 24（霊墟） 275, **275**

KI 25（神蔵） 275, **275**

KI 26（彧中） 275, **275**

KI 27（兪府） 73, **73**, **266**, 267,
275, **275**

L

LI 1（商陽） **12**, 13

LI 4（合谷） **14**, 15

LI 8（下廉） **296**, 297, **300**,

301, **304**, 305

LI 9（上廉） **296**, 297, **300**,
301, **304**, 305

LI 10（手三里） **16**, 17, **296**,
297, **300**, 301, **304**, 305

LI 11（曲池） **16**, 17, **296**, 297,
300, 301, **304**, 305

LI 12（肘髎） **300**, 301

LI 14（臂臑） **18**, 19

LI 15（肩髃） **18**, 19

LI 17（天鼎） **260**

LI 18（扶突） 20, **20**, 21

LI 20（迎香） 32, 32, 33

LR 2（行間） **100**, 101

LR 3（太衝） **100**, 101

LR 8（曲泉） **360**, 361

LR 10（足五里） **360**, 361

LR 13（章門） **102**, 103, **314**,
315

LR 14（期門） **102**, 103, **314**,
315

LU 1（中府） **6**, 7, **266**, 267,
274, 275, **278**, 279

LU 2（雲門） **266**, 267

LU 5（尺沢） 7, **7**, **310**, 311

LU 7（列欠） **8**, 9, **310**, 311

LU 9（太淵） **10**, 11

LU 11（少商） **10**, 11

P

PC 3（曲沢） **74**, 75, 77, 307,

経穴 395

307, **310**, 311

PC 6 （内関）　75, **76**, 77, **310**, 311

PC 7 （大陵）　75, **76**, 77, **310**, 311

S

SI 3 （後渓）　**44**, 45

SI 8 （小海）　45, **45**

SI 10 （臑兪）　**290**, 291

SI 11 （天宗）　**46**, 47, **290**, 291

SI 12 （秉風）　**46**, 47, **286**, 287

SI 13 （曲垣）　**286**, 287

SI 14 （肩外兪）　**46**, 47, 251, **251**, 255, **255**, **282**, 283

SI 15 （肩中兪）　251, **251**, 255, **256**

SI 16 （天窓）　**244**, 245, **260**, 261

SI 17 （天容）　**244**, 245, 261

SI 18 （顴髎）　**48**, 49, **220**, 221, 261

SI 19 （聴宮）　**48**, 49

SP 3 （太白）　**32**, 33

SP 4 （公孫）　**34**, 35

SP 6 （三陰交）　**34**, 35

SP 9 （陰陵泉）　**36**, 37

SP 10 （血海）　**36**, 37, **352**, 353

SP 11 （箕門）　**352**, 353, **360**, 361

SP 15 （大横）　315, **315**

SP 18 （天渓）　**274**, 275

SP 19 （胸郷）　**274**, 275, **278**, 279

SP 20 （周栄）　**274**, 275, **278**, 279

ST 2 （四白）　**24**, 25

ST 5 （大迎）　**220**, 221

ST 6 （頬車）　**24**, 25, **220**, 221

ST 7 （下関）　**26**, 27, **214**, 215, **220**, 221, 225, **225**

ST 8 （頭維）　**26**, 27, **214**, 215

ST 9 （人迎）　**244**, 245, **260**, 261

ST 10 （水突）　**244**, 245, **260**, 261

ST 11 （気舎）　**244**, 245, **262**, 267

ST 12 （欠盆）　**244**, 245, **262**, **266**, 267

ST 13 （気戸）　**244**, 245, 261, **266**, 267, **274**, 275

ST 14 （庫房）　**244**, 245, **274**, 275

ST 15 （屋翳）　**274**, 275, **278**, 279

ST 16 （膺窓）　**274**, 275, **278**, 279

ST 17 （乳中）　**244**, 245, **274**, 275, **278**, 279

ST 18 （乳根）　**274**, 275

ST 25 （天枢）　27, **27**, 315, **315**

経穴

ST 31 （髀関）　**350**, 351
ST 32 （伏兎）　**350**, 351
ST 33 （陰市）　**350**, 351
ST 34 （梁丘）　**28**, 29, **350**, 351
ST 35 （犢鼻）　**28**, 29, **350**,
　351, **372**, 373
ST 36 （足三里）　**28**, 29, **372**,
　373
ST 37 （上巨虚）　**372**, 373
ST 38 （条口）　**30**, 31, **372**, 373
ST 39 （下巨虚）　**372**, 373
ST 40 （豊隆）　**30**, 31, **372**, 373
ST 41 （解渓）　**30**, 31, **372**, 373
ST 44 （内庭）　31, **31**

T

TE 3 （中渚）　**78**, 79
TE 4 （陽池）　**80**, 81, **304**, 305
TE 5 （外関）　**80**, 81, **304**, 305
TE 6 （支溝）　**304**, 305
TE 8 （三陽絡）　**304**, 305
TE 9 （四瀆）　**304**, 305
TE 14 （肩髎）　**82**, 83
TE-15 （天髎）　**82**, 83, **252**
TE 17 （翳風）　**84**, 85, **260**, 261
TE 21 （耳門）　**84**, 85
TE 22 （和髎）　**214**, 215

耳穴

ACTH（副腎皮質刺激ホルモン）点
　　153, **154**, 155
C1/2点　**164**, 165
C2/3点　**164**, 165
C5/6点　165, **166**
C6/7点　165, **166**
C7/T1点　**164**, 165
R点　173, **174**, 175
T1/2点　165, **165**
T12/L1点　**164**, 165
T12点　164,, 165
T4点　165, **165**
T5点　165, **165**
T6点　**164**, 165
TSH（甲状腺刺激ホルモン）点
　　153, **154**, 155

あ

アレルギー点　**172**, 173, 175,
　　176
胃ゾーン　**180**, 181, **187**, 189
咽喉ゾーン　**186**, 189
咽喉点　（Larynx/Pharynx
　　Point）　**146**, 147
咽喉点　（Throat Point）　147,
　　148, 149
インターフェロン点　147, **148**,
　　149

エストロゲン点　179, **179**
オメガ・ポイント1　173, **174**, 175,
　　192, 193
オメガ・ポイント2　**174**, 175, **192**,
　　193
オメガ・ポイント線　**191**, 193

か

外生殖器点　**172**, 173, **174**, 175
外鼻点　**146**, 147
下顎ゾーン　157
下顎点　**140**, 141
角窩中（端点）　171, **171**
顎関節点　**158**, 159
下顎神経節点　**164**
下垂体点　**156**, 157, 160
渇望点　157, **160**, 161, **191**,
　　193
悲しみおよび喜び点　141, 145,
　　145
下腹神経叢点　**168**, 169
感覚線　**191**, 193
肝ゾーン　**183**, 185, **188**, 189
眼点　141, **141**, 145, **145**, **152**,
　　153
気管支ゾーン　**184**, 185, **186**,
　　189
気管支肺神経叢点　**168**, 169

耳穴

気管ゾーン　**184**, 185, **186**, 189

胸腺点　165, **165**

口ゾーン　**180**, 181

ゲスターゲン（黄体ホルモン）点
　178, 179

抗鬱点　141, **144**, 145, 157,
　160, 161

口蓋点　**140**, 141

交感点　**170**, 171

口腔底点　**140**, 141

攻撃性抑制点　141, **144**, 145,
　153, **154**, 155

甲状腺点　165, 166

後頭骨点（Occipital Bone Point）
　158, 159

後頭骨点（Occiput Point）　157,
　190, 193

肛門点　**187**, 189

肛門点（外側）　173, **174**, 175

骨盤腔点　**170**, 171

さ

左右差点　147, **148**, 149

三叉神経ゾーン　141, **144**, 145

三焦ゾーン　**184**, 185

ジェローム点　157, **158**, 159,
　190, 193

耳下腺点　**156**, 157

子宮点　171, **178**, 179

痔疾点　**178**, 179

視床点　**156**, 157, **160**, 161

耳尖点　**172**, 173

舌点　**140**, 141

耳中（膈）点　**172**, 173

歯痛鎮痛点　141, **141**

十二指腸ゾーン　**180**, 181, **187**,
　189

珠尖点　**146**, 147

上顎ゾーン　157

上顎点　**140**, 141

上顎洞点　145, **145**

松果体点　147, 149, **149**

上頚神経節点　164

小腸ゾーン　**180**, 181, **187**, 189

食道ゾーン　**180**, 181, **187**, 189

自律神経溝　**191** 193

自律神経点　**170**, 171

自律神経点I　**170**, 171

自律神経点II　152, 153, **154**,
　155, 157, **160**, 161

腎臓実質ゾーン　**178**, 179

心臓神経叢点（特効点）　**168**, 169

心ゾーン　**183**, 185, **186**, 189

腎ゾーン　181, **182**, **188**, 189

膵臓ゾーン　**183**, 185, **188**, 189

膵臓点　**164**, 165

ストレス溝　**191**, 193

性腺刺激ホルモン点　152, 153,
　154, 155

ゼロ点　157, 173, 175, **176**

喘息点　**156**, 157

前頭骨点　157, 161, **161**

耳穴　399

前立腺ゾーン　181, **182**
前立腺点　**178**, 179
側頭骨点　157, **160**, 161

た

対珠後窩　**190**, 193
対珠後窩点　**158**, 159
大腸ゾーン　181, **181**, **187**, 189
太陽神経叢ゾーン　**168**, 169
太陽点　157, **157**, 160
胆嚢ゾーン　**183**, 185, **188**, 189
中頸神経節点　164
虫垂ゾーン　**180**, 181, **187**, 189
直腸ゾーン　**187**, 189
天気点　173, **174**, 175
殿部点　171, **171**
特効点　**168**, 169

な

内耳点　141, **141**
内鼻点　**146**, 147
内分泌ゾーン　**152**, 153
ニコチン類似物点　147, 149, **149**
乳腺点　165, **165**
尿管ゾーン（Ureter Zone）　181,
　182, **188**, 189
尿道ゾーン（Urethra Zone）
　188, 189
尿道点　**172**, 173
乗り物酔い／吐き気点　157, **158**,
　159, **190**, 193

は

肺ゾーン　**184**, 185, **186**, 189
抜歯鎮痛点　**140**, 141
バリウム類似物点　147, **148**, 149
尾骨点　**178**, 179
膝点　**170**, 171
皮質下点　**152**, 153, **154**, 155,
　156, 157, **160**, 161
脾ゾーン　**183**, 185, **188**, 189
額点　**168**, 169
泌尿生殖器神経叢点　180, 181
不安および心配点　141, **144**,
　145
副甲状腺点　165, **166**
副腎点　**146**, 147, **164**, 165
腹水点　**183**, 185
分岐点　**172**, 173
噴門ゾーン　**180**, 181
扁桃腺点　141, **142**
膀胱ゾーン（Bladder Zone）
　181, **188**, 189
膀胱ゾーン（Urinary Bladder
　Zone）　181, **181**, **188**
頬点　153, 154

ま

マスター・オメガ・ポイント　141,
　144, 145, **192**, 193
めまい線　157, **160**, 161, **192**,
　193

や

憂鬱点　173, 175, **176**
欲求不満点　147, **148**, 149

ら

卵巣／精巣点　179, **179**
卵巣点　**152**, 153
リラックス点　**190**, 193
レニン／アンジオテンシン点　**17**,
　179

トリガーポイント（関係する筋肉の五十音順）

あ

円回内筋　**306**, 307

か

回外筋　**294**, 295

外側広筋　**348**
　—トリガーポイント1　348, *349*
　—トリガーポイント2　348, *349*
　—トリガーポイント3　348, *349*
　—トリガーポイント4　348, *349*
　—トリガーポイント5　350, *351*

外側翼突筋　**224**
　—トリガーポイント1　225, *225*
　—トリガーポイント2　225, *225*

外腹斜筋　**312**
　—トリガーポイント1　*313*, 314
　—トリガーポイント2　*313*, 314

胸鎖乳突筋　**258**,259, 261

棘下筋　**288**
　—トリガーポイント1　288, *289*
　—トリガーポイント2　288, *289*
　—トリガーポイント3　290, *291*

棘上筋　**284**
　—トリガーポイント1　*285*, 286, *287*
　—トリガーポイント2　*285*, 286, *287*

　—トリガーポイント3　*285*, 286, *287*

頸部の短筋　**230**, 231

肩甲下筋　**292**
　—トリガーポイント1　293, *293*
　—トリガーポイント2　293, *293*
　—トリガーポイント3　293, *293*

肩甲挙筋　**254**
　—トリガーポイント1　254, *255*
　—トリガーポイント2　254, *255*

咬筋　**218**
　—トリガーポイント1　219, *219*
　—トリガーポイント2　219, *219*
　—トリガーポイント3　219, *219*
　—トリガーポイント4　219, *219*
　—トリガーポイント5　220, *221*
　—トリガーポイント6　220, *221*
　—トリガーポイント7　220, *221*

さ

鎖骨下筋　**264**
　—トリガーポイント1　264, *265*

斜角筋　240, 243

小胸筋　**276**
　—トリガーポイント1　**278**,279
　—トリガーポイント2　**278**,279

小殿筋　**334**,

トリガーポイント（関係する筋肉の五十音順）

—トリガーポイント1　334, *335*
—トリガーポイント2　335, *335*
小菱形筋　**280**, 281, **282**, 283
浅指屈筋　**308**,309,**309**
前脛骨筋　**370**,371
総指伸筋　**302**
—トリガーポイント1　302, *303*
—トリガーポイント2　303, *303*
僧帽筋　**246**
—トリガーポイント1　248, *249*
—トリガーポイント2　248, *249*
—トリガーポイント3　248, *249*
—トリガーポイント4　248, *249*
—トリガーポイント5　248, *249*
—トリガーポイント6　248, *249*
—トリガーポイント7　248, *249*
側頭筋　**210**, 211
—トリガーポイント1　212, *213*
—トリガーポイント2　212, *213*
—トリガーポイント3　212, *213*
—トリガーポイント4　212, *213*

た

大胸筋　**268**
—トリガーポイント1　270, *271*, *272, 273*
—トリガーポイント2　270, *271*, *272, 273*
—トリガーポイント3　270, *271*, *272, 273*
—トリガーポイント4　270, *271*

—トリガーポイント5　270, *271*
—トリガーポイント6　272, *273*
—トリガーポイント7　272, *273*
大腿筋膜張筋　**362**, 363
大腿四頭筋　**344**, 345,347
大腿直筋　**346**,347
大腿二頭筋　**346**,347
大殿筋　**326**
—トリガーポイント1　326, *327*
—トリガーポイント2　327, *327*
—トリガーポイント3　328, *329*I}
大菱形筋　**280**, 281, **282**, *283*
中間広筋　**346**, 347
中殿筋　**330**,331
—トリガーポイント1　330, *331*
—トリガーポイント2　330, *331*
—トリガーポイント3　332, *333*
腸骨筋　**316**,317
長橈側手根伸筋　**298**, 299
腸腰筋
—トリガーポイント1　320, *321*
—トリガーポイント2　320, *321*
—トリガーポイント3　320, *321*
頭板状筋　**234**, 235

な

内側広筋
—トリガーポイント1　**346**, 347
—トリガーポイント2　**346**, 347

は

薄筋　**358**, 359

ハムストリンング　**354**,

半腱様筋　**356**, 357

半膜様筋　**356**, 357

膝　**350**, 351

腓腹筋　**366**

　―トリガーポイント1　366, *367*

　―トリガーポイント2　367, *367*

　―トリガーポイント3　367, *367*

　―トリガーポイント4　367, *367*

や

腰筋　**318**, 319

腰方形筋　**322**

　―トリガーポイント1　*323*, 324,
　325

　―トリガーポイント2　*323*, 324,
　325

　―トリガーポイント3　*323*, 324,
　325

　―トリガーポイント4　*323*, 324,
　325

ら

梨状筋　**338**

　―トリガーポイント1　339, *339*

　―トリガーポイント2　339, *339*

総合索引

あ

アキレス腱痛　67-68, 70

足の痛み　127

アレルギー性疾患　34, 61, 146,
152, 158, 164-165, 172, 176

胃炎　32, 107, 180

依存症　144, 148-149, 154,
160, 182-184, 186, 191

胃腸障害　27-28, 30-31, 34, 60,
62, 65, 107, 168, 176, 180-
181, 183, 187

特定疾患も参照

遺尿症　36, 62, 70

咽頭炎　16, 44, 146

円回内筋　**306**, 307

嘔吐　28, 32, 58, 60, 76, 102,
107, 158, 180, 190

か

回外筋　**294**

外側広筋　**348**

外側翼突筋　**224**, 225

　―ナソロジーから見る　**226**, 227

外腹斜筋　**312**, 313

潰瘍、胃腸　27, 60, 107, 180

潰瘍性大腸炎　27

顎関節障害　24, 26, 48

下肢

　―比例寸法　**378**, 379

　―不全麻痺　64, 95-96, 100

過食症　154

風邪　31, 44, 54, 56, 81

肩の痛み　6-7, 18-19, 30, 45-
47, 56, 82, 94, 124, 252, 256

花粉症　52, 145

肝炎　188

肝疾患　59, 100, 102, 183, 188

眼疾患　36, 38, 64, 71, 81, 113,
130–132, 153, 157, 164, 169,
172, 1924, 26, 52, 59, 69,
101, 118-120, 141, 145, 152,
157, 160, 183

関節リウマチ　164

乾癬　64

顔面痛　24, 26, 84, 108

顔面（頭部）、比例寸法　378, **378**

顔面麻痺　8, 14, 20, 24, 26, 48,
84, 109, 119-120, 142

気管支炎　6-8, 10, 57, 108, 156

胸鎖乳突筋　**258**, 259

　—ナソロジーから見る　**262**, 263

狭心症　57, 74, 175

胸部、比例寸法　378, **378**

胸壁痛　100, 108, 164

棘下筋　**288**, 289

棘上筋　**284**, 285

棘上筋症候群　46

筋筋膜性疼痛　24, 26, 48

　—病態生理学　**198**, 199

　—慢性化モデル　**203**

筋生理学　**197**

禁断症状　40, 184

首の痛み　45, 94, 112, 124, 256

首の硬直　46-47, 112, 256

クローン病　27

頸椎症候群　54, 56, 81-82, 97, 112, 120, 124

頸部の短筋　**228**, 229

血液疾患　58, 172, 183, 188

月経困難症　14, 34, 36, 68, 70, 92, 154, 178

月経障害　59, 68, 70, 104, 123, 182

月経前症候群　92

下痢　27, 32, 34, 36, 60, 62, 73, 100, 181

　—旅行者下痢　16

肩甲下筋　**292**, 293

肩甲挙筋　**254**, 255

　—ナソロジーから見る　**256**, 257

言語障害　112

咬筋　**218**, 219

　—ナソロジーから見る　**222**, 223

高血圧　96, 101, 168, 178, 183

甲状腺疾患　154, 166

喉頭炎　16, 44

口内炎　140-141, 180

更年期障害　58

後背部、比例寸法　**379**

肛門疾患　174

股関節痛　95-96

呼吸器疾患　6, 10, 57, 60, 65, 108, 121, 184, 186

　特定疾患も参照

呼吸困難　57-58, 108

骨粗鬆症　166

骨度法　376

　—比例寸法　377, 378

骨盤位（逆子）　123

骨盤の痛み　170

総合索引 **407**

さ

鎖骨下筋　**264**, 265

坐骨神経痛　44, 63, 67, 95, 98, 123

左右差の障害　148

酸逆流　60, 180

三叉神経痛　20, 24, 48, 84, 90, 109, 119-120, 140, 142, 144, 180

耳介心臓反射（ACR）　**136**

耳介の解剖学的構造　**130**, 131

　—神経分布ゾーン　**132**, 133, **134**, 135

視覚障害　59, 90

痔疾　67, 178, 188

耳疾患　44, 48, 78, 85, 88, 182

歯痛　12, 20, 24, 48, 85, 88, 109, 124, 140-141, 148

膝関節障害　28, 36, 125-126

失禁　104, 181

湿疹　14, 64, 81

膝痛　28, 36, 64, 73, 96, 126

斜角筋

　—前　**238**, 239

　—中　**238**, 239

　—後　**238**, 239

斜頚　44, 82, 97, 120, 256

しゃっくり　57-58, 60, 76, 107, 109

手関節障害　8, 10, 76, 80-81

出産　68, 94

授乳困難　46, 94, 165

循環器障害　10, 40, 57, 67, 146, 158

消化不良（digestive disorders）　102, 165, 183, 188

消化不良（indigestion）　34

小胸筋　**276**, 277

上肢

　—比例寸法　378, **378**

　　—不全麻痺　16, 18-19, 44, 46, 78, 80-81

小殿筋　**334**, 335

小菱形筋　**280**, 281

上腕骨外側上顆炎（テニス肘）　16

上腕骨内側上顆炎（ゴルフ肘）　38, 45

食道疾患　180, 187

食欲不振　34, 60

自律神経障害　8, 158

心疾患　39, 57-58, 76, 108, 164, 168, 183

心身症　34, 40, 57, 144, 148, 160, 190-191

振戦　44

　—手　38

腎疝痛　168

蕁麻疹　58

水銀（アマルガム）暴露　174

膵臓疾患　188

睡眠障害　38-40, 58, 65, 72, 100, 107, 114, 118, 157-158, 160, 182-183, 190

頭痛（Cephalgia）　8, 26, 52, 56, 68-69, 78, 81-82, 84-85, 90, 96-97, 100, 110, 112-114, 141, 157, 160, 190

頭痛（Headache）　31, 68, 92, 94, 98, 112, 118-120, 124, 216-217, 252, 262

性機能障害　34, 110, 154, 160, 190

精神自律神経失調症　38-39, 68, 70, 183

精神的動揺　38-39, 76-77

咳　6, 18, 20, 57

背中の痛み　65

　—疫学　**196**

—筋筋膜性疼痛の病態生理学 **198**, 199

—慢性化モデル　**203**

前脛骨筋　**370**, 371

浅指屈筋　**308**, 309

喘息　6-8, 10, 56-58, 61, 73, 108-109, 154, 156, 171-172, 176

前立腺炎　179

前立腺疾患　182

総指伸筋　**302**, 303

僧帽筋　**246**, 245

　—ナソロジーから見る　252, 253

そう痒症　36, 156

　—肛門　174

早漏　105, 160

足関節障害　31, 68, 70, 72

側頭筋　**210**, 211

　—ナソロジーから見る　**217**, 217

側頭部、比例寸法　379, **379**

た

胎位の異常（逆子）　69

大胸筋　**268**, 269

帯状疱疹　64, 77

大腿筋膜張筋　**362**, 363

大腿四頭筋　**342**, 343

総合索引 **409**

大腿直筋　**346**

大腿二頭筋　**356**, 357

大殿筋　**326**, 327

胎盤残留　38, 94

大菱形筋　**280**, 281

唾液分泌過多　42, 121

胆嚢疾患（cholecystopathy）　183

胆嚢疾患（gallbladder disorders）　60, 90, 101–102, 188

チック、顔面　8, 52

膣出血　123

膣帯下（おりもの）　36, 104

中間広筋　**346**

中手指節関節の障害　124

虫垂炎　126

中殿筋　**330**, 331

腸骨筋　**316**, 317

長橈側手根伸筋　**298**, 299

腸腰筋　**320**

鎮痙（痙攣の鎮静）　44, 84, 100

低血圧　178, 183

手指同身寸　380

　一比例寸法　**380**

癲癇　112, 114

殿部の痛み　171

動悸　65

頭板状筋　**234**, 235

虎口による簡便法　8, 9

な

内側広筋　**346**

ナソロジー的異常　24, 48, 85, 88, 159

難聴　44, 78, 81, 84, 141

にきび　14

乳腺炎　28, 46, 94, 98

尿管疾患　188

尿道疾患　188

尿路感染症　36, 172

寝汗　57–58, 72

熱　12, 14, 16, 58, 74, 112

のどの痛み　45

のどの炎症　11–12

は

排尿障害　64, 172, 174, 181-182

吐き気　28, 60, 76, 107, 180, 190

薄筋　**358**, 359

抜歯　140

鼻血　31

パニック発作　74

ハムストリング **354**, 355

半腱様筋 **356**, 357

半膜様筋 **356**, 357

鼻炎 20, 24, 113, 118, 146

泌尿生殖器疾患 34, 36, 61-62, 70, 72-73, 104, 106, 110, 154, 168, 181-182

腓腹筋 **366**, 367

皮膚疾患 7, 16, 34, 36, 64, 74, 152, 154, 158, 183-184

　―乾燥肌 72

　―顔面の発疹 16

病後回復 60, 158

比例寸法 377, **378**, **380**

頻脈 74

不安 39-40, 76-77, 114, 144, 176, 183

不穏状態 58, 74, 118, 124

副腎機能障害 146

腹脹 27, 32, 60, 107, 181

副鼻腔炎 20, 24, 48, 52, 56, 90, 113, 118, 145-146

腹部

　―痛み 59

　―比例寸法 378, **378**

不妊、女性 104

ブラキシズム 222, 226

分娩後出血 105–106

分娩促進 14, 34, 69

偏頭痛 8, 24, 26, 54, 72, 88, 92, 98, 120, 145, 152, 157, 160, 172, 174-175, 178-179, 182, 188

扁桃炎 6-7, 54, 146

便秘 16, 27, 32, 62, 100, 181

片麻痺 14, 19

膀胱疾患 63-64, 188

母指同身寸 **376**, 380

勃起障害 65, 70, 105, 172, 174, 182

ホルモン異常 72, 149, 178-179, 184

ま

麻痺（完全麻痺） 112

麻痺（不全麻痺） 146

　上肢、下肢を参照

耳鳴り 26, 44, 78, 81, 84, 88, 96, 100, 110, 112-113, 141, 159, 164

無嗅覚症 20, 52, 54

無月経 154

胸の痛み 6, 73

迷走神経作用 54

総合索引 **411**

めまい　26, 32, 38, 44, 52, 54,
　59, 78, 92, 100-102, 113-114,
　118, 141, 156-158, 160, 164,
　192

や

腰筋　**318**, 319
腰痛　44, 61-65, 64, 73, 95, 98,
　110, 114, 123
腰方形筋　**322**, 323
抑鬱　38, 73, 144, 160, 183

ら

卵巣機能障害　152
リウマチ性疾患　61, 154
梨状筋　**338**, 339
流行性耳下腺炎（おたふくかぜ）
　157
緑内障　52, 100, 141
レイノー病　10
ロエムヘルド症候群（胃心臓症候群）
　　34, 107
肋間神経痛　102

著者：

ハンス - ウルリッヒ・ヘッカー
(Hans-Ulrich Hecker)

アンゲリカ・シュテフェリング
(Angelika Steveling)

エルマー・T・ポイカー
(Elmar T. Peuker)

カイ・リープヘン
(Kay Liebchen)

翻訳者：

東出 顕子（ひがしで あきこ）
翻訳家。翻訳会社勤務を経てフリーになる。
主にノンフィクション、実用書の翻訳を手がける。訳書に『鍼療法図鑑』『ピラーティスアナトミィ』『ドラヴィエのコアトレーニングアナトミィ』『ストレッチングアナトミィ』『アスリートヨガ』『瞬発力トレーニングアナトミィ』（いずれもガイアブックス刊）など多数。

監修者：

兵頭 明（ひょうどう あきら）
(学) 後藤学園中医学教育臨床支援センター長。天津中医薬大学客員教授。筑波大学非常勤講師。関西大学経済学部、北京中医薬大学、明治東洋医学院専門学校卒業。教壇に立つかたわら、多くの研究会や学術大会にて中医学の講座を担当、学術活動を積極的に行う。世界中医薬連合学会教育指導委員会理事、（一社）日本中医学会理事、（一社）老人病研究会常務理事などを務め、日本と中国の中医学学術交流を促進している。著書に『徹底図解 東洋医学のしくみ』（新星出版社）、共著に『針灸学』［基礎篇］［臨床篇］［経穴篇］［手技篇］（東洋学術出版社）、『看護のための最新医学講座』（中山書店）、監修書に『鍼療法図鑑』（ガイアブックス）、翻訳書に『中医弁証学』（東洋学術出版社）ほか多数。

Pocket Atlas of Acupuncture and Trigger Points
ポケットアトラス鍼療法

発　　　行	2019 年 10 月 1 日
発 行 者	吉田　初音
発 行 所	株式会社 **ガイアブックス**
	〒107-0052 東京都港区赤坂 1-1 細川ビル 2F
	TEL.03 (3585) 2214　FAX.03 (3585) 1090
	http://www.gaiajapan.co.jp

Copyright for the Japanese edition GAIABOOKS INC. JAPAN2019
ISBN978-4-86654-024-5 C3047

落丁本・乱丁本はお取り替えいたします。
本書を許可なく複製することは、かたくお断わりします。
Printed and bound in Japan